強いココロを育てる

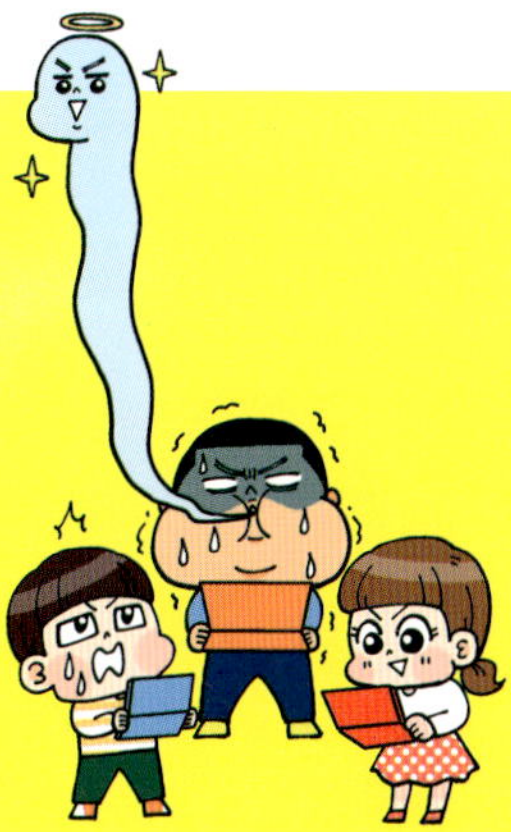

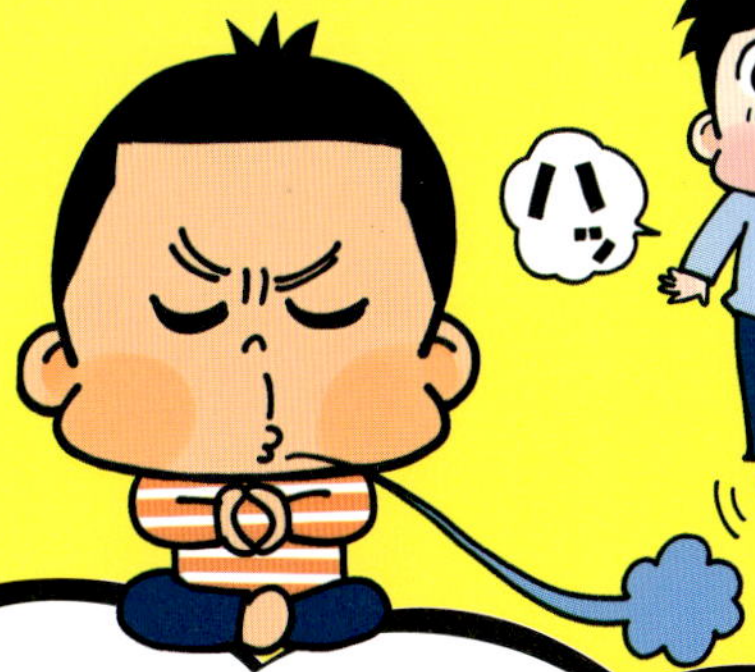

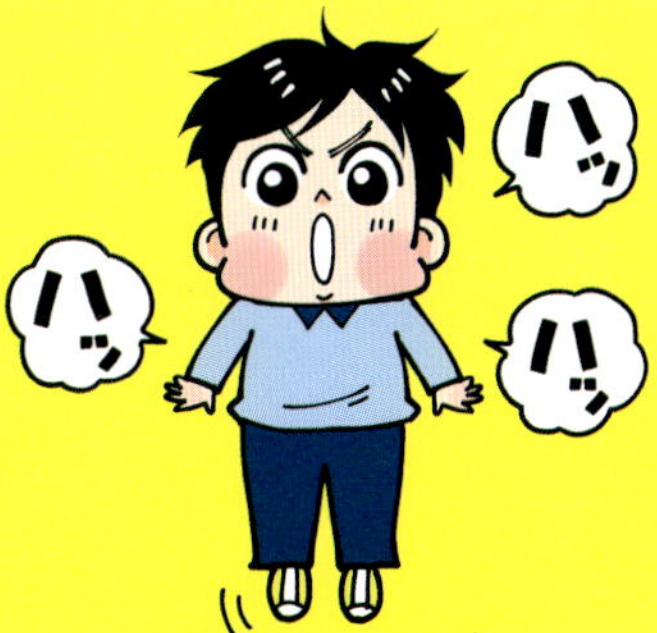

親子でできる！頭がよくなる！

こども呼《こ》吸《きゅう》法《ほう》

明治大学
教授
齋藤孝

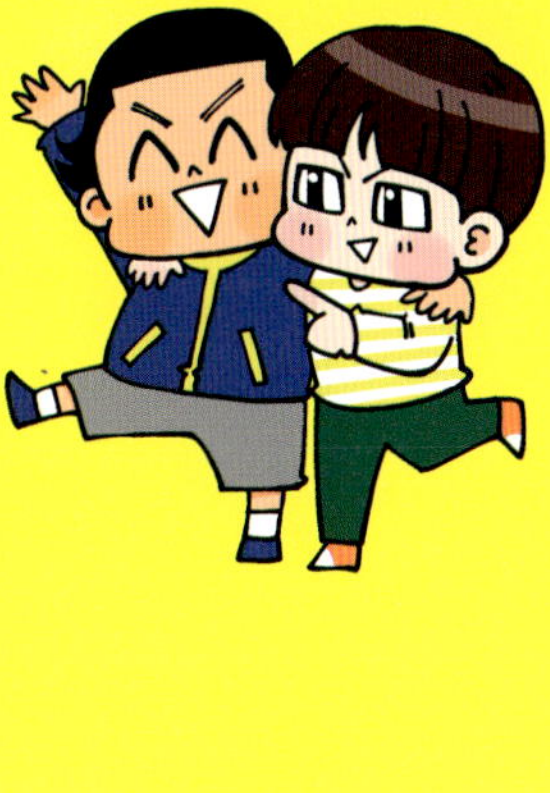

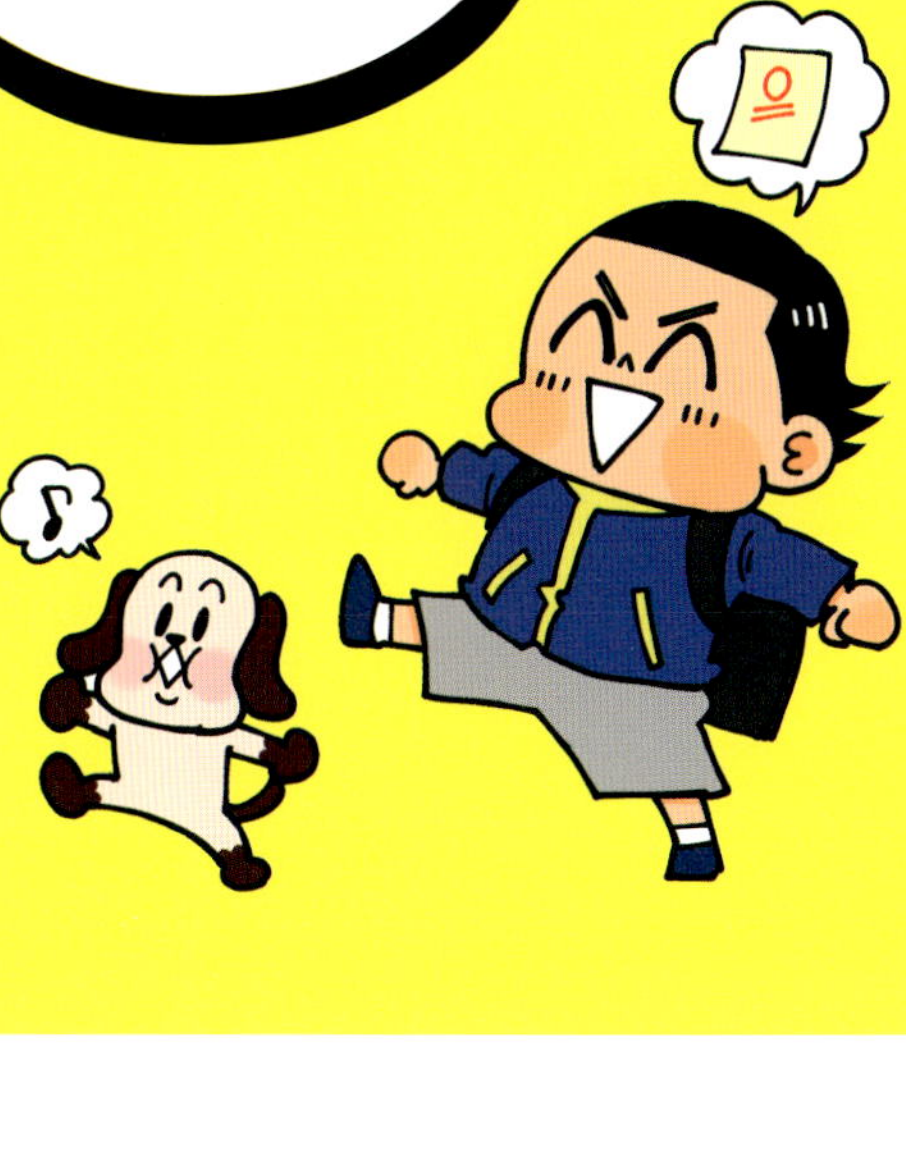

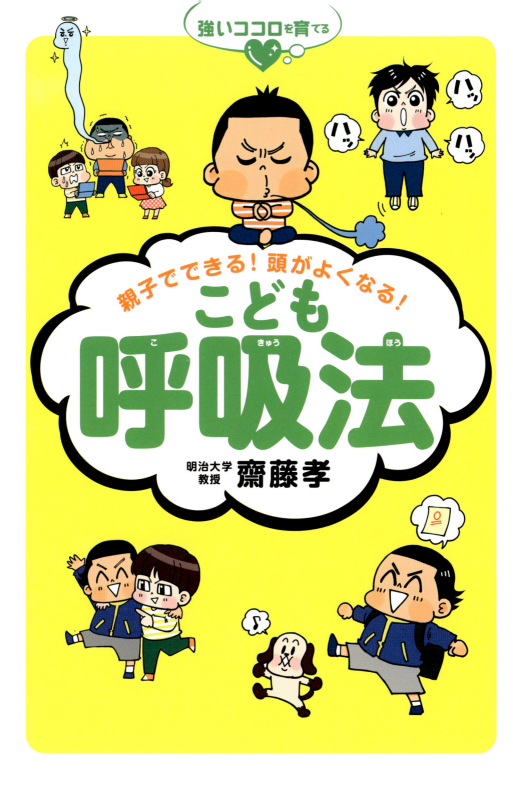

はじめに

～おうちの方《かた》へ～

最近《さいきん》、口《くち》をポカンとあけているこどもをよく見《み》かけます。口《くち》をあけているのは、ちゃんと呼吸《こきゅう》ができていないからです。呼吸《こきゅう》ができなければ、酸欠《さんけつ》になって頭《あたま》がうまく回《まわ》らず、集中力《しゅうちゅうりょく》もつづきません。

口《くち》をあけていないまでも、現代《げんだい》に生《い》きるこどもたちの多《おお》くが、実《じつ》はうまく呼吸《こきゅう》ができていないのが現状《げんじょう》です。

そのため、おなかの底《そこ》から息《いき》をして「胆力《たんりょく》」をたくわえていた昔《むかし》のこどもたちに比《くら》べると、どうもねばり強《づよ》さや気力《きりょく》が足《た》りません。教室《きょうしつ》でじっとしていられなかったり、気《き》に入《い》らないとすぐ怒《おこ》ったり、トラブルがあったときに平常心《へいじょうしん》を失《うしな》いやすかったりするのも、呼吸《こきゅう》の力《ちから》が衰《おとろ》えているのが一因《いちいん》ではないでしょうか。

こどもたち一人《ひとり》ひとりは、それぞれいろいろな能力《のうりょく》や才能《さいのう》をもっているのに、これではその力《ちから》が発揮《はっき》できません。

そこで、呼吸《こきゅう》の大切《たいせつ》さをこどもたちに伝《つた》えたくて、この本《ほん》を書《か》きました。

以前《いぜん》、私《わたし》がＮＨＫの番組《ばんぐみ》で実験《じっけん》したところ、呼吸法《こきゅうほう》をやってから算数《さんすう》の問題《もんだい》に取《と》り組《く》んだほうが、格段《かくだん》に成績《せいせき》がよくなるという結果《けっか》が出《で》ました。

呼吸《こきゅう》は集中力《しゅうちゅうりょく》や学力《がくりょく》、コミュニケーションの力《ちから》を育《はぐく》みます。それは、根本的《こんぽんてき》な生《い》きる力《ちから》に直結《ちょっけつ》します。正《ただ》しい呼吸法《こきゅうほう》は、こどもにとって生涯《しょうがい》のお守《まも》りとなるのです。本書《ほんしょ》では家族《かぞく》でできるゲームなども紹介《しょうかい》していますので、ぜひ、ご家庭《かてい》のなかで呼吸法《こきゅうほう》を学《まな》ぶ機会《きかい》をつくってあげてください。

それはきっと、親《おや》がこどもにあげられる最高《さいこう》のプレゼントになるはずです。

齋藤《さいとう》孝《たかし》

呼吸法《こきゅうほう》って、どんなもの？

いつも意識《いしき》してないと思《おも》うけど、
息《いき》を吸《す》って吐《は》く「呼吸《こきゅう》」には
大《おお》きな力《ちから》があるんだ。

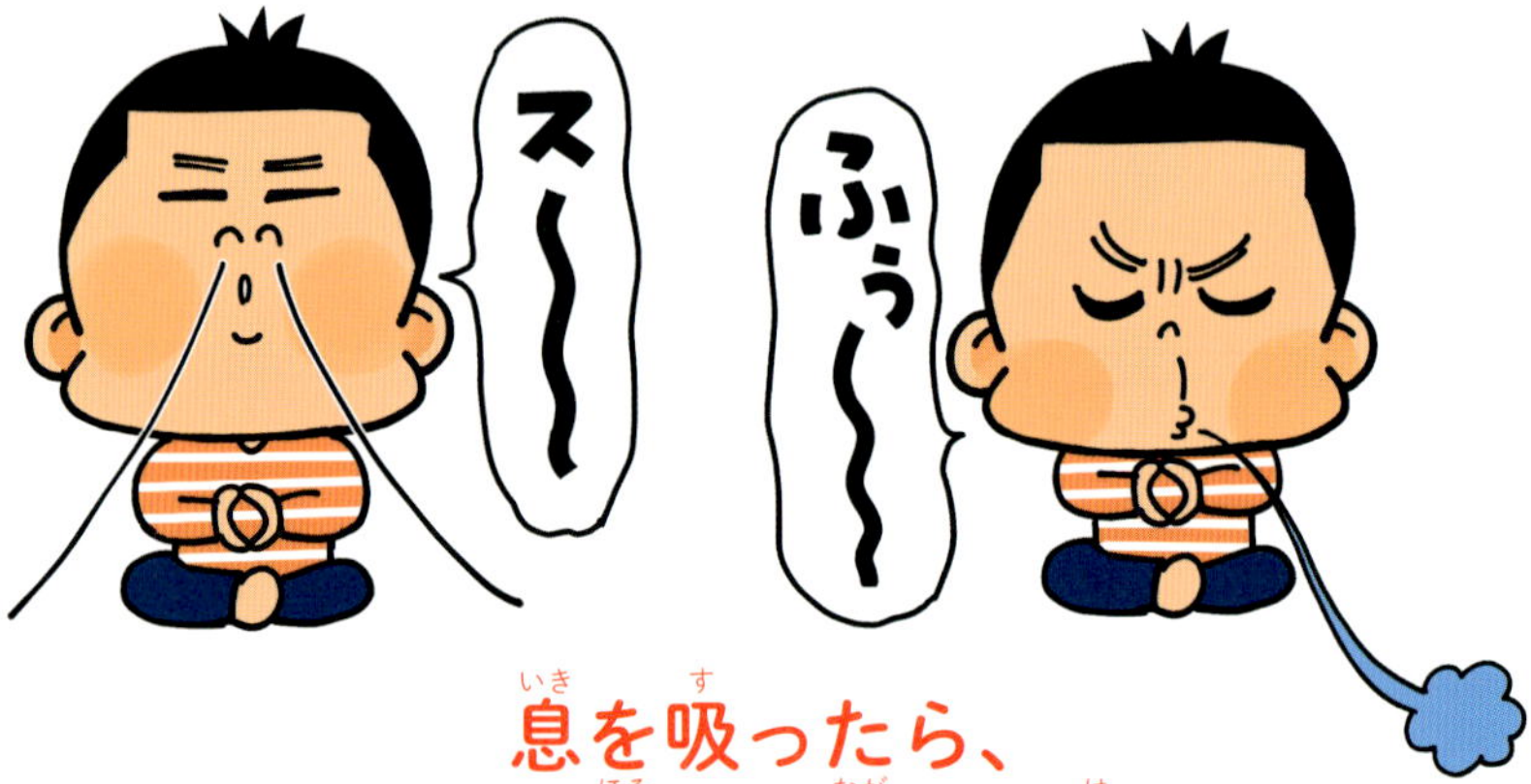

息《いき》を吸《す》ったら、
できるだけ細《ほそ》く、長《なが》〜く吐《は》こう。

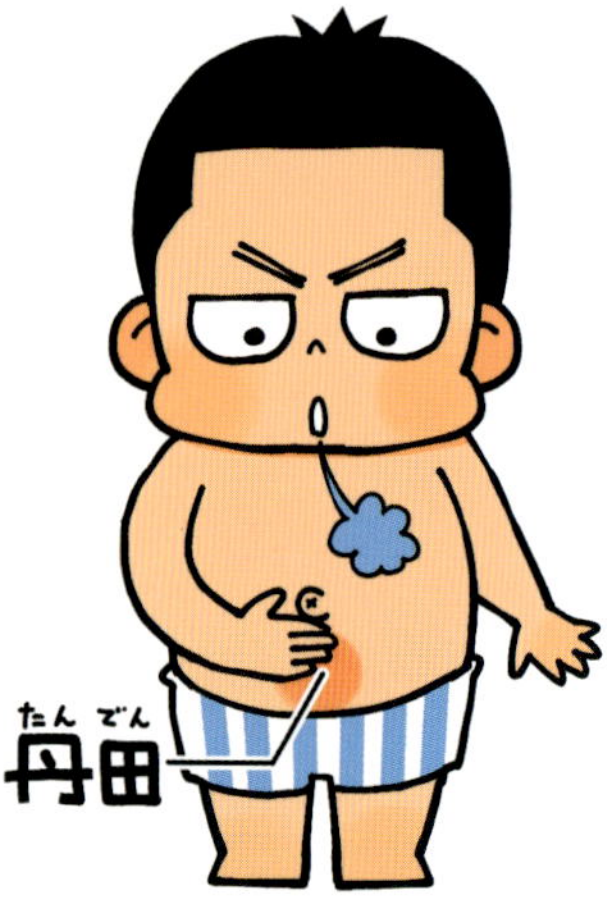

おへそから
指《ゆび》3本《ぼん》くらい下《した》にある、
「丹田《たんでん》」を意識《いしき》しながら
呼吸《こきゅう》をしてみよう。
これは「丹田呼吸《たんでんこきゅう》」といって、
日本人《にほんじん》が昔《むかし》から
大切《たいせつ》にしてきた呼吸法《こきゅうほう》なんだ。

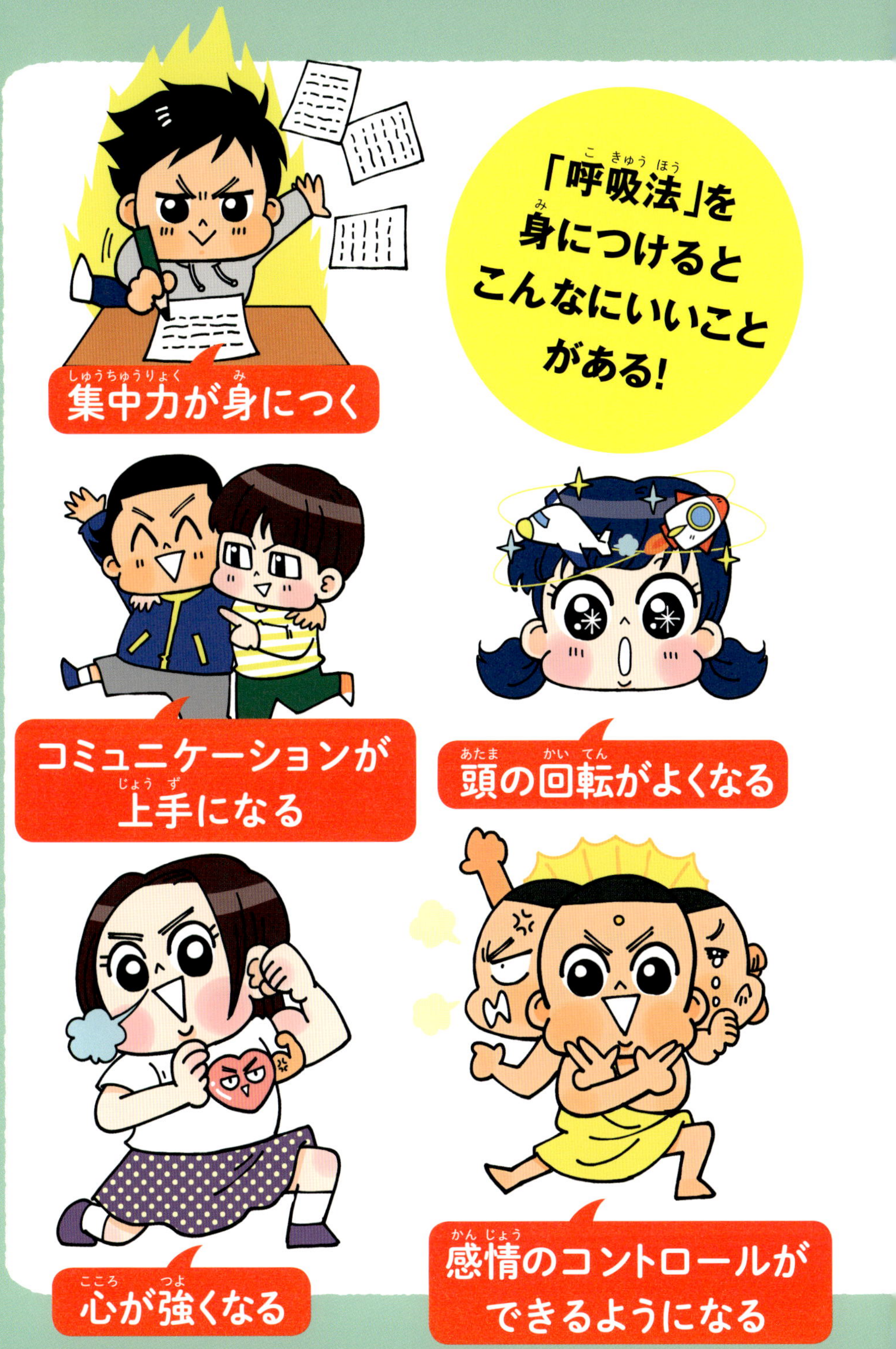
「呼吸法《こきゅうほう》」を身《み》につけるとこんなにいいことがある!
集中力《しゅうちゅうりょく》が身《み》につく
コミュニケーションが上手《じょうず》になる
頭《あたま》の回転《かいてん》がよくなる
心《こころ》が強《つよ》くなる
感情《かんじょう》のコントロールができるようになる

第《だい》3章《しょう》　感情《かんじょう》のコントロールができて、友《とも》だちづきあいがうまくなる

第《だい》4章《しょう》　頭《あたま》の回転《かいてん》がよくなって、成績《せいせき》ものびる！

第《だい》1章《しょう》

今日《きょう》から「呼吸《こきゅう》」を意識《いしき》してみよう

呼吸《こきゅう》なんて、
「息《いき》を吸《す》って、吐《は》くだけ」と思《おも》ってない？
日本人《にほんじん》は、昔《むかし》から呼吸《こきゅう》をだいじにしてきたんだ。
呼吸法《こきゅうほう》を覚《おぼ》えると、集中力《しゅうちゅうりょく》がアップして、
ここ一番《いちばん》の勝負《しょうぶ》に強《つよ》くなれるよ。
「呼吸《こきゅう》」には、とてもすごい力《ちから》があるんだね。

うまくいかないときは、呼《こ》吸《きゅう》を意《い》識《しき》してみよう。

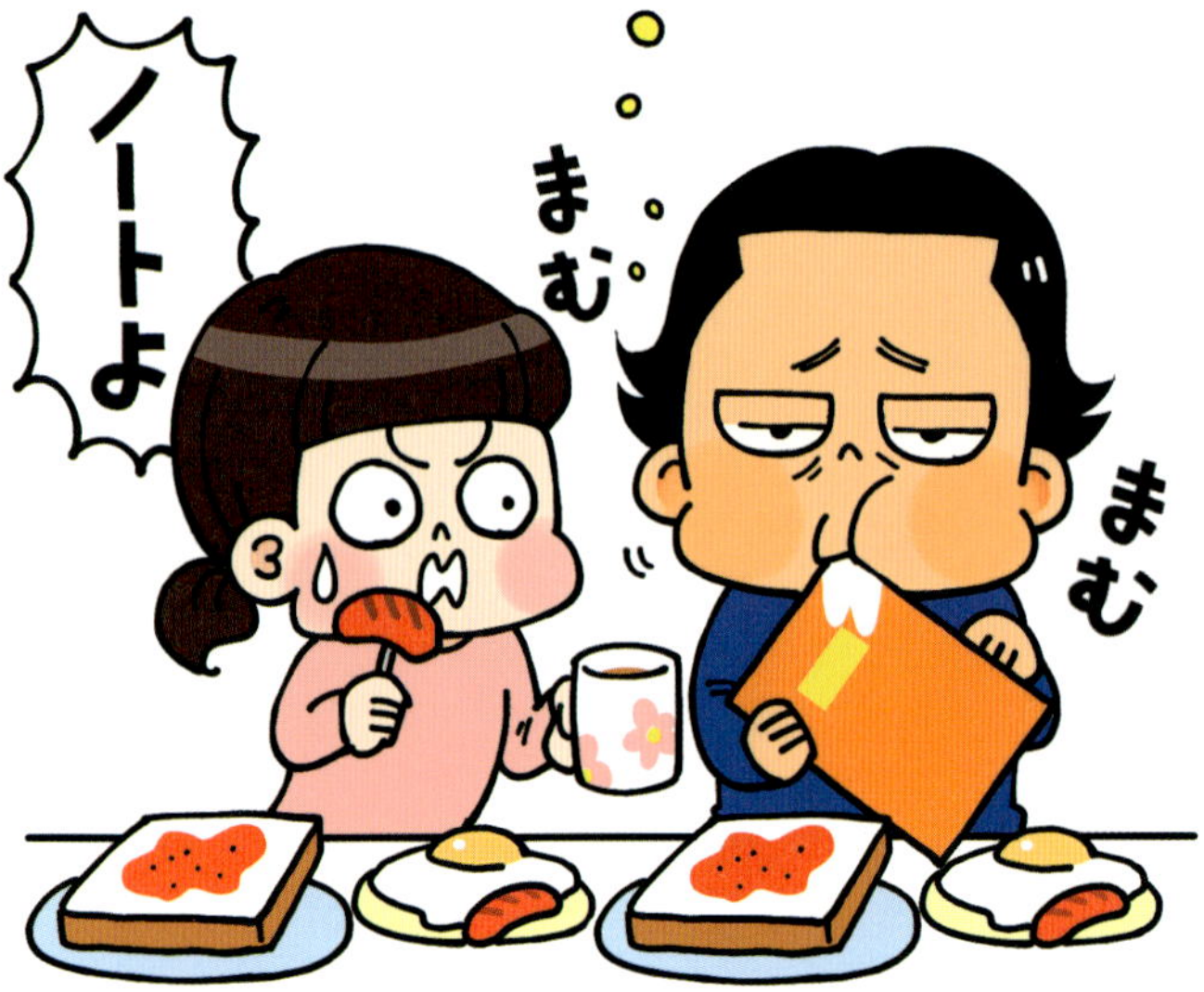

朝《あさ》なかなか起《お》きられない、
やる気《き》が出《で》ない、
集中力《しゅうちゅうりょく》がつづかない。
ちょっとしたことで、
すぐにイライラ、
クヨクヨするし、
テストの成績《せいせき》も上《あ》がらない。
あ〜あ、
なんでこうなっちゃうのかな？

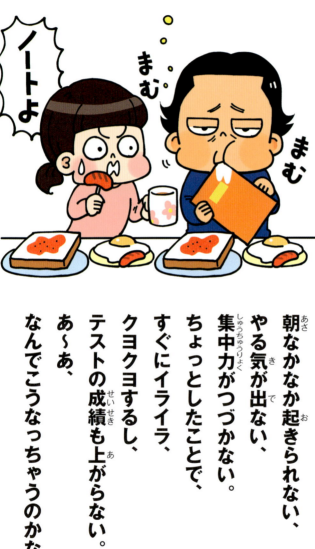

酸素不足《さんそぶそく》だと集中力《しゅうちゅうりょく》がつづかない

がんばっているのに、うまくいかないことって、あるよね。

そんなときは、呼吸《こきゅう》のしかたを工夫《くふう》してみよう。

「えっ、呼吸《こきゅう》!?　そんなの気《き》にしたことないな。だってからだが勝《かっ》手《て》にやってることだもん」。そう思《おも》う人《ひと》もいるかもしれないね。

たしかに、生《い》きていればだれだって、息《いき》を吸《す》ったり吐《は》いたりするのはあたりまえ。だけど、そのあたりまえの呼吸《こきゅう》が、昔《むかし》に比《くら》べてへたになっているのが、ぼくたちなんだ。

たとえばじょうずな人《ひと》の呼吸《こきゅう》が、「スッフ――、スッフ――」だとすると、へたな人の呼吸《こきゅう》は「ハア、ハア」っていう感《かん》じ。口先《くちさき》だけで呼吸《こきゅう》をするから、息《いき》が短《みじか》くて浅《あさ》いんだ。

息《いき》が浅《あさ》いと、からだに必要《ひつよう》な酸素《さんそ》がじゅうぶんに入《はい》ってこなくなるよ。そうなると、脳《のう》も酸欠状態《さんけつじょうたい》で、勉強《べんきょう》でもなんでも集中力《しゅうちゅうりょく》がつづかない。「なんとなくからだがダルい」「頭《あたま》がボーッとする」ことにもなる。鼻《はな》から吸《す》って、ゆっくり吐《は》くのがだいじだよ。

そもそも呼《こ》吸《きゅう》って、なんのためにしているの？

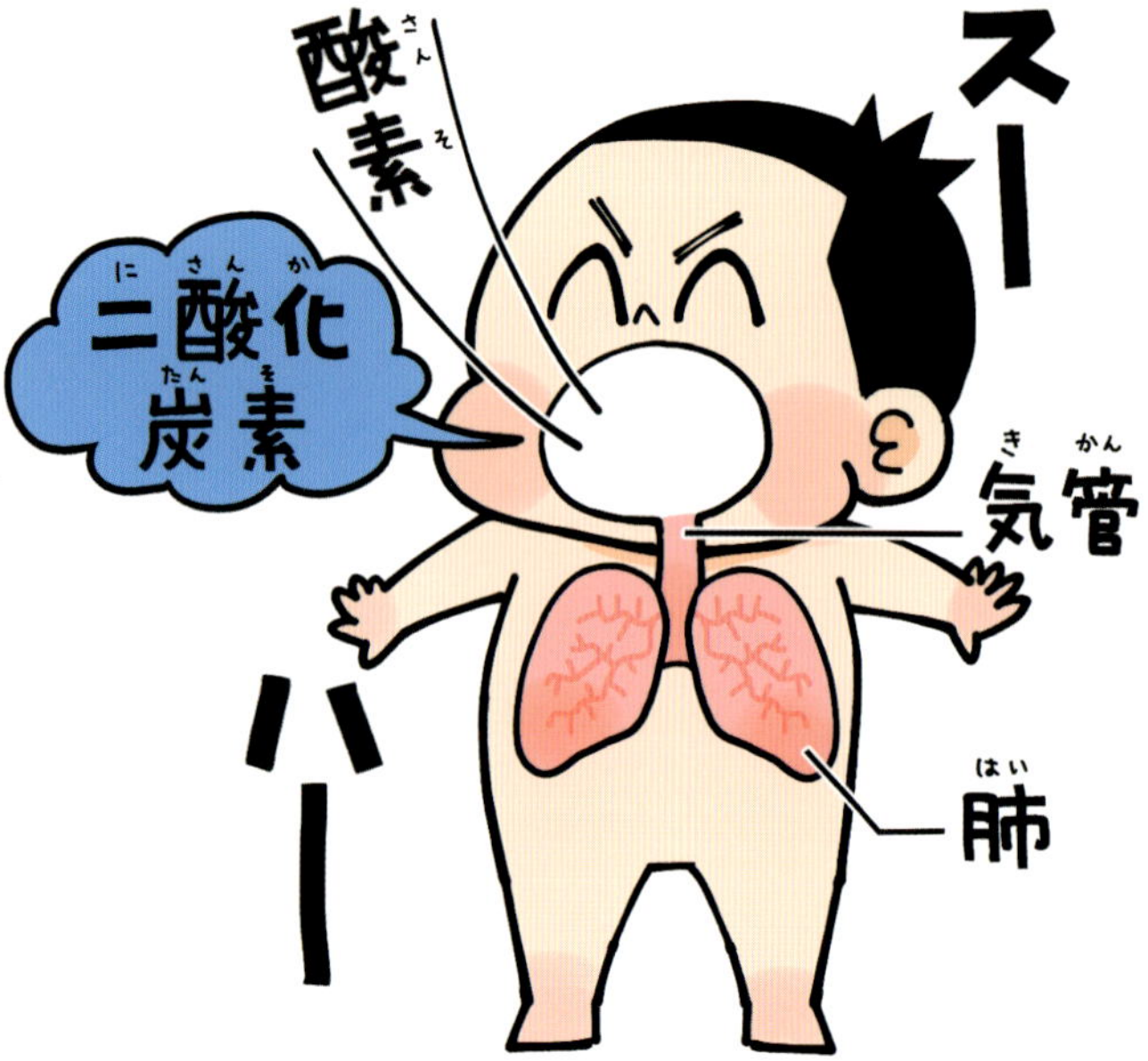

新鮮《しんせん》な酸素《さんそ》を吸《す》って、
いらない二酸化炭素《にさんかたんそ》を吐《は》き出《だ》す。
これが呼吸《こきゅう》だ。
吸《す》った酸素《さんそ》は、肺《はい》に送《おく》りこまれ、
そこから血液《けつえき》といっしょに
からだ中《じゅう》に運《はこ》ばれる。
そして、からだを動《うご》かす
エネルギーのもとになるんだよ！

脳《のう》は筋《きん》肉《にく》の10倍《ばい》も酸《さん》素《そ》が必《ひつ》要《よう》！

人《にん》間《げん》は、食《た》べ物《もの》や水《みず》がなくても、しばらくは生《い》きのびられる。でも、酸《さん》素《そ》が足《た》りないと数《すう》分《ふん》で死《し》んでしまうんだ。酸《さん》素《そ》は、からだのなかにためておくことができないからね。

人《にん》間《げん》は何《なに》をするにも、酸《さん》素《そ》を使《つか》うんだよ。とくに脳《のう》をフル回《かい》転《てん》させるためには、筋《きん》肉《にく》の10倍《ばい》くらいの酸《さん》素《そ》が必《ひつ》要《よう》なんだ。

でも、呼《こ》吸《きゅう》が浅《あさ》いと、脳《のう》に運《はこ》ばれる酸《さん》素《そ》の量《りょう》も少《すく》なくなってしまう。それだと、脳《のう》がうまくはたらかない。

脳《のう》が酸《さん》素《そ》不《ぶ》足《そく》になると、頭《あたま》がボンヤリしたり、いつもより集中力《しゅうちゅうりょく》や記《き》憶《おく》力《りょく》が落《お》ちてしまうんだ。

さあ、今日《きょう》から呼《こ》吸《きゅう》を意《い》識《しき》してみよう。呼《こ》吸《きゅう》がじょうずになれば、きっといまの自《じ》分《ぶん》も変《か》えられる！　もっと元《げん》気《き》で、やる気《き》いっぱいのきみになれるはずだよ。

チャレンジ！ 一息《ひといき》でどこまで読《よ》めるかな？

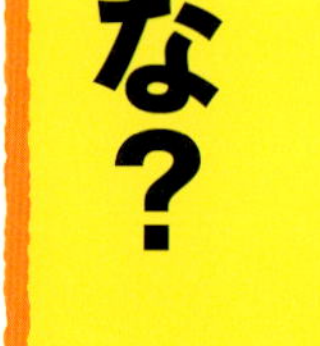

じゃあ、ここで実験《じっけん》。次《つぎ》の文章《ぶんしょう》を声《こえ》に出《だ》して一息《ひといき》で読《よ》んでみよう。
息《いき》つぎせずにどこまで読《よ》めたかで、いまのきみの呼吸力《こきゅうりょく》がわかるよ。

日没《にちぼつ》までには、まだ間《ま》がある。私《わたし》を、待《ま》っている人《ひと》があるのだ。少《すこ》しも疑《うたが》わず、静《しず》かに期待《きたい》してくれている人《ひと》があるのだ。私《わたし》は、信《しん》じられている。私《わたし》の命《いのち》なぞは、問題《もんだい》ではない。死《し》んでお詫《わ》び、などと気《き》のいい事《こと》は言《い》って居《お》られぬ。私《わたし》は、信頼《しんらい》に報《むく》いなければならぬ。いまはただその一事《いちじ》だ。走《はし》れ！　メロス。

息《いき》が長《なが》くつづけば、脳《のう》のはたらきも長《なが》つづきする

文《ぶん》章《しょう》を読《よ》むときのコツをいうよ。まず、鼻《はな》からスッと息《いき》を吸《す》って、息《いき》をためて……よーい、スタート！

息《いき》をムダ使《づか》いしないで、いっきに読《よ》み上《あ》げていこう。最初《さいしょ》からたくさん息《いき》を使《つか》ってしまうと、あとがつづかない。なるべく早《はや》く口《くち》を動《うご》かしながら、少《すこ》しずつ息《いき》を吐《は》いていこう。

さて、きみはどこまで一息《ひといき》で読《よ》めたかな？

1行《ぎょう》か2行《ぎょう》でもう息《いき》がつづかなくなってゼイゼイしちゃったなら、呼吸《こきゅう》の力《ちから》が弱《よわ》っている証拠《しょうこ》。自分《じぶん》では気《き》づいていないかもしれないけれど、ふだんからセカセカと浅《あさ》い息《いき》をしているんじゃないかな。

もっと深《ふか》くて長《なが》い呼吸《こきゅう》ができるように、この本《ほん》を使《つか》って練習《れんしゅう》していこう。

息《いき》が長《なが》くつづけば、脳《のう》のはたらきも長《なが》くつづく。途中《とちゅう》で飽《あ》きずに最後《さいご》までやりとげる粘《ねば》り強《つよ》さや精神力《せいしんりょく》が身《み》につくよ。

自分《じぶん》でも知《し》らないうちに、息《いき》を止《と》めてない？

ゲームに夢中《むちゅう》になっているとき、
むずかしい問題《もんだい》を解《と》いているとき。

ふと気《き》がついたら、

「あっ。いま、息《いき》してなかった」

なんてことない？

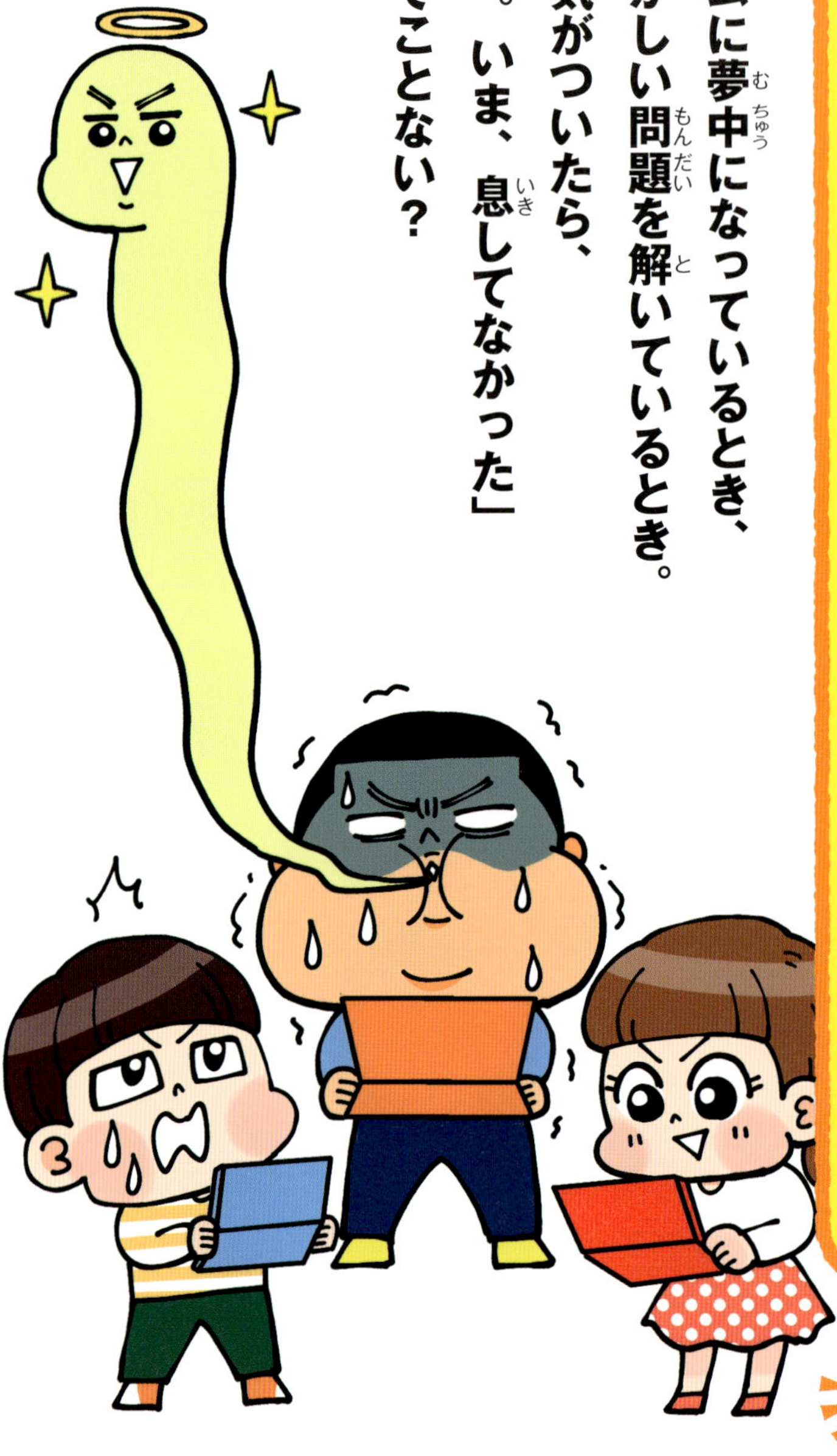

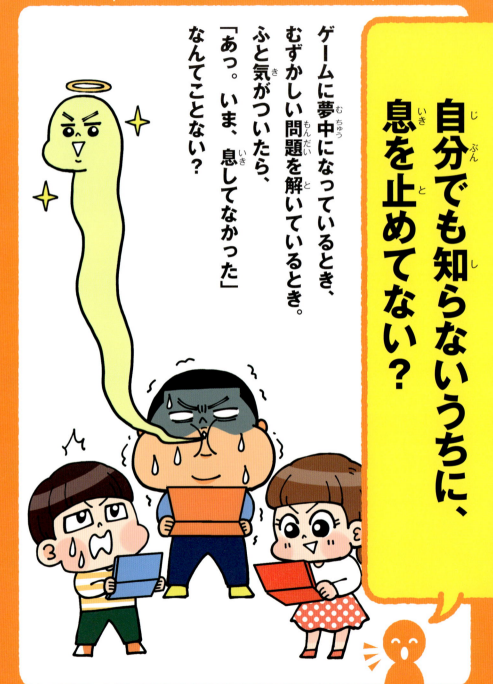

お手本《てほん》は、すやすや眠《ねむ》る赤《あか》ちゃんの呼吸《こきゅう》

無《む》意識《いしき》に息《いき》を止《と》めていることって、あんがい多《おお》い。

そういえば、ぼくの知《し》り合《あ》いの大人《おとな》でも、「靴下《くつした》をはくときだけ、なぜか息《いき》を止《と》めてしまうんだ」という人がいたっけ。きみたちのなかにも、「シャンプーするときに息《いき》を止《と》めてしまう」「先生《せんせい》に叱《しか》られている間《あいだ》、息《いき》を止《と》めている」なんていう人《ひと》がいるんじゃないかな？

息《いき》を止《と》めている自分《じぶん》に気《き》がついたら、心のなかで「吸《す》ってぇ、吐《は》いてぇ」とかけ声《ごえ》をかけて、自然《しぜん》な呼吸《こきゅう》にもどしていこう。

たとえば、すやすや眠《ねむ》る赤《あか》ちゃんをイメージしてみよう。呼吸《こきゅう》に合《あ》わせて、からだ全体《ぜんたい》がゆったりふくらんだりへこんだりして、気《き》もちよさそうだよね。砂浜《すなはま》に寄《よ》せては返《かえ》す、海《うみ》の波《なみ》みたいだなって思《おも》わない？

あんなふうに、ゆったりと自然《しぜん》で規則正《きそくただ》しい呼吸《こきゅう》をするのが理想《りそう》だよ。

武《ぶ》士《し》は呼《こ》吸《きゅう》法《ほう》の名《めい》人《じん》だった！

江戸《えど》時代《じだい》の剣《けん》の達人《たつじん》、宮本武蔵《みやもとむさし》は、飛《と》んでいるハエを、「えいっ！」と箸《はし》の先《さき》でつかまえた。小鳥《ことり》のさえずりに耳《みみ》を傾《かたむ》けながら、うしろから忍《しの》び寄《よ》る敵《てき》の足音《あしおと》も聞《き》き逃《のが》さなかった。ものすごい集中力《しゅうちゅうりょく》だよね。

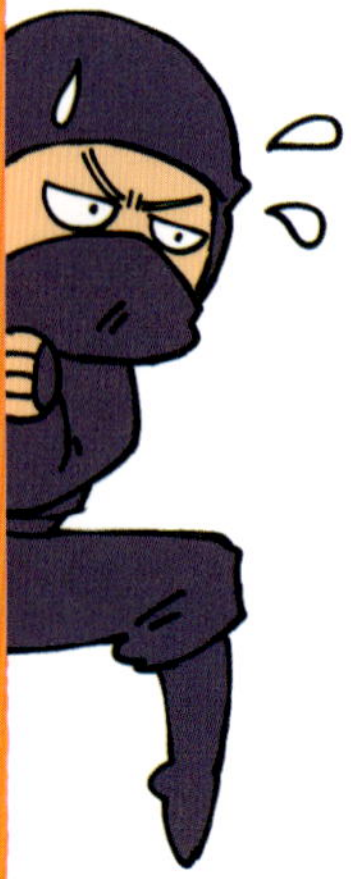

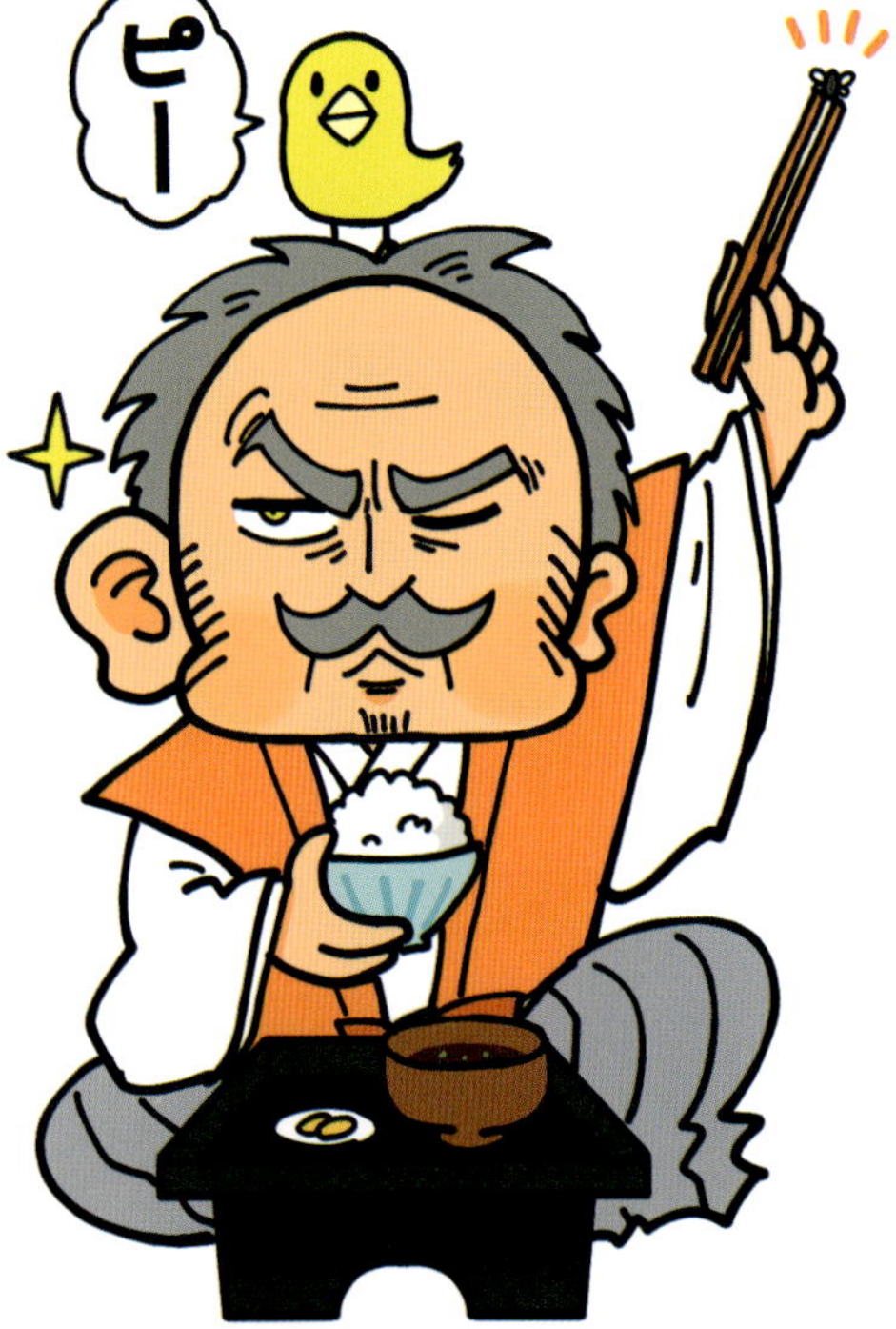

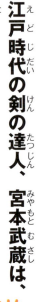

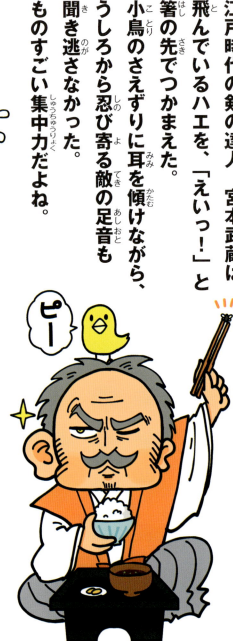

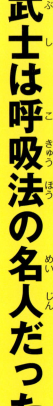

おなかにグッと力《ちから》を入《い》れる

武《ぶ》士《し》の集中力《しゅうちゅうりょく》の秘密《ひみつ》も、呼吸《こきゅう》にあるんだよ。呼吸《こきゅう》といっても、いまのぼくたちの浅《あさ》い呼吸《こきゅう》とはぜんぜん違《ちが》う。おなかの底《そこ》からゆったりと息《いき》を吸《す》ったり吐《は》いたりする、深《ふか》い呼吸《こきゅう》なんだ。

「胆力《たんりょく》」という言葉《ことば》がある。これは、何事《なにごと》も恐《おそ》れずに挑戦《ちょうせん》する勇気《ゆうき》とか気合《きあ》いという意味《いみ》。「大胆《だいたん》」はすごく胆力《たんりょく》があるってこと。夏《なつ》の夜《よる》によくやる「肝《きも》だめし」も、胆力《たんりょく》をためす遊《あそ》びだよね。

昔《むかし》の日本人《にほんじん》は、この胆力《たんりょく》がうまれるもとが、おなかの中心《ちゅうしん》にあると考《かんが》えていたんだ。だから、武士《ぶし》の呼吸法《こきゅうほう》も、おなかにグッと力《ちから》を入《い》れた。そうすることで脳《のう》がフル回転《かいてん》したんだね。意識《いしき》が極限《きょくげん》までとぎすまされて、すごい技《わざ》をくり出《だ》せるようになったんだ。

歌舞伎《かぶき》、能《のう》、落語《らくご》、浪曲《ろうきょく》、詩吟《しぎん》のような伝統芸能《でんとうげいのう》と呼《よ》ばれる世界《せかい》でも、みんな、おなかで呼吸《こきゅう》して声《こえ》を出《だ》すことで、芸《げい》をみがいたんだよ。

昔《むかし》のこどもたちは、呼《こ》吸《きゅう》がじょうずだった。

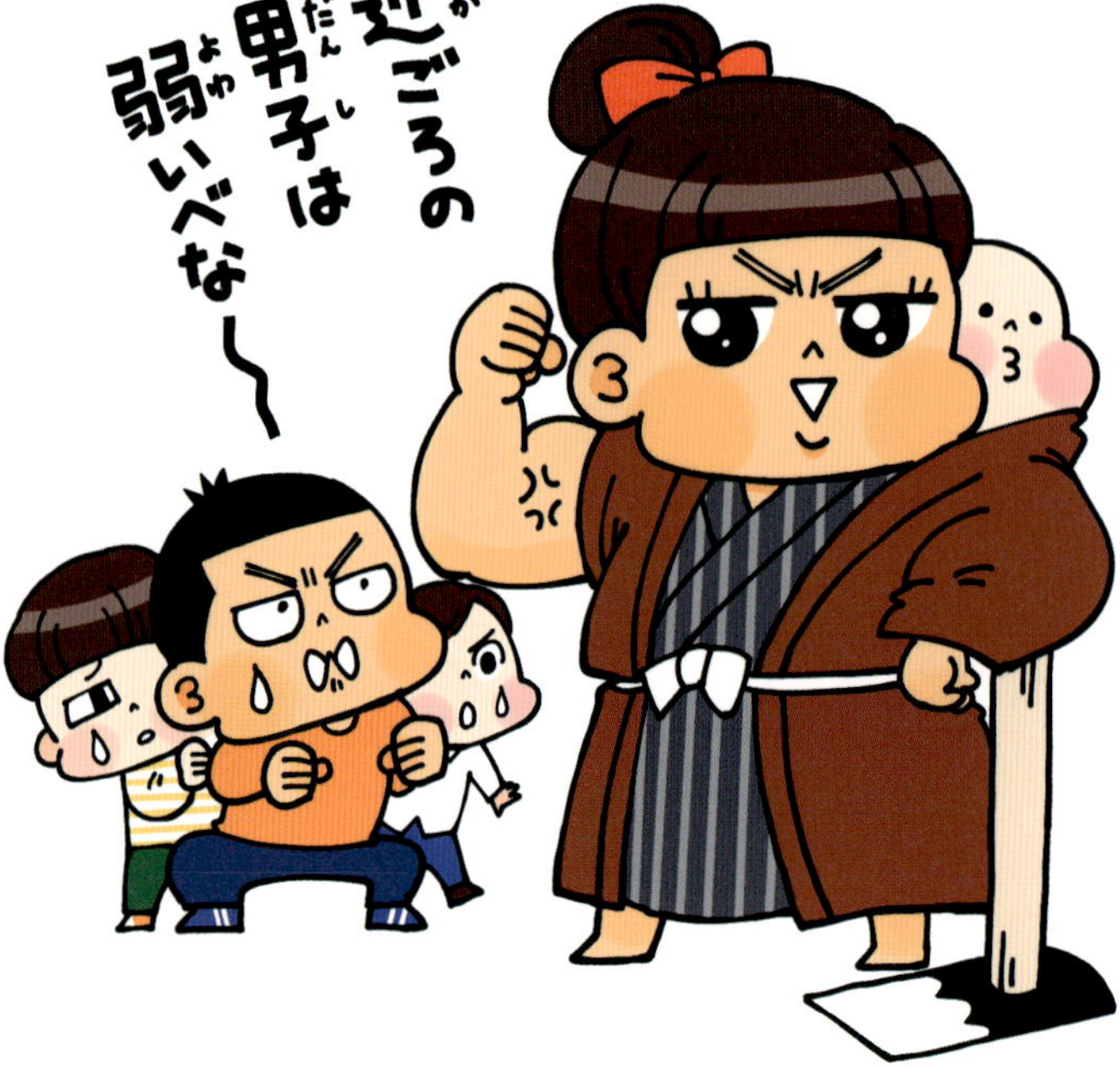

昔《むかし》のこどもたちの
お手伝《てつだ》いは、
かまどの火《ひ》をおこす、
水《みず》をくむ、薪《まき》をわる、
田《た》んぼや畑《はたけ》の土《つち》をたがやす。
どれも呼吸力《こきゅうりょく》が
きたえられる仕事だね。

「おへその下《した》」を意識《いしき》する

最新《さいしん》の電化製品《でんかせいひん》にかこまれたぼくたちの生活《せいかつ》は、便利《べんり》で楽《らく》ちんだ。でも、昔《むかし》のこどもたちはそうじゃなかった。みんな、からだを使《つか》ってはたらいていたんだ。たいへんだけど、そのおかげで、みんな呼吸《こきゅう》の力《ちから》が強《つよ》かった。

どの仕事《しごと》も、おなかの底《そこ》から深《ふか》く息《いき》を吸《す》ったり吐《は》いたりしないと、力《ちから》をこめることができないよね。だから、自然《しぜん》と深《ふか》い呼吸《こきゅう》ができていたんだ。

昔《むかし》の人《ひと》のように、おなかの力《ちから》をしっかり使《つか》うことがだいじだよ。

まず「丹田《たんでん》」といって、おへそから指《ゆび》3本分《ぼんぶん》くらい下《した》の部分《ぶぶん》をたしかめてみよう。「臍下丹田《へそしたたんでん》」とか「臍下丹田《せいかたんでん》」ともいうんだ。この「丹田《たんでん》」を意識《いしき》して呼吸《こきゅう》をするのが基本《きほん》だよ。

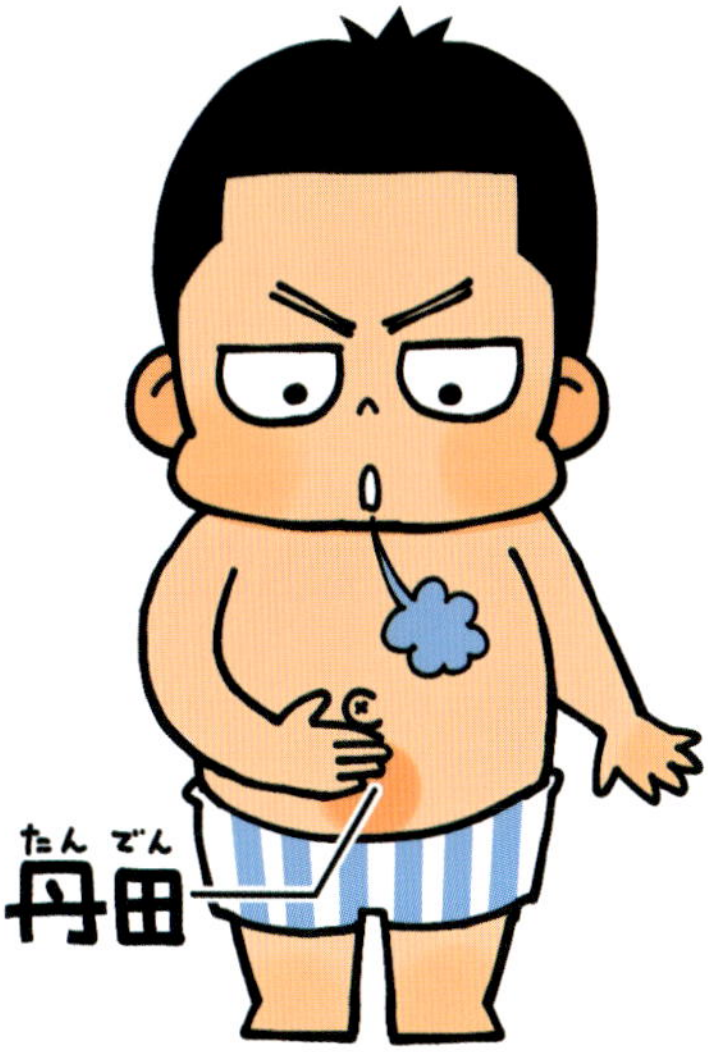

実《じっ》践《せん》！　基《き》本《ほん》の呼《こ》吸《きゅう》法《ほう》

呼《こ》吸《きゅう》の基《き》本《ほん》は、軽《かる》く吸《す》って、
長《なが》ぁ～く、ゆ～っくり吐《は》く。

さっそく呼《こ》吸《きゅう》法《ほう》にチャレンジだ！
息《いき》を吐《は》くときは、とにかく「ゆ～～～～っくり」を忘《わす》れずに。

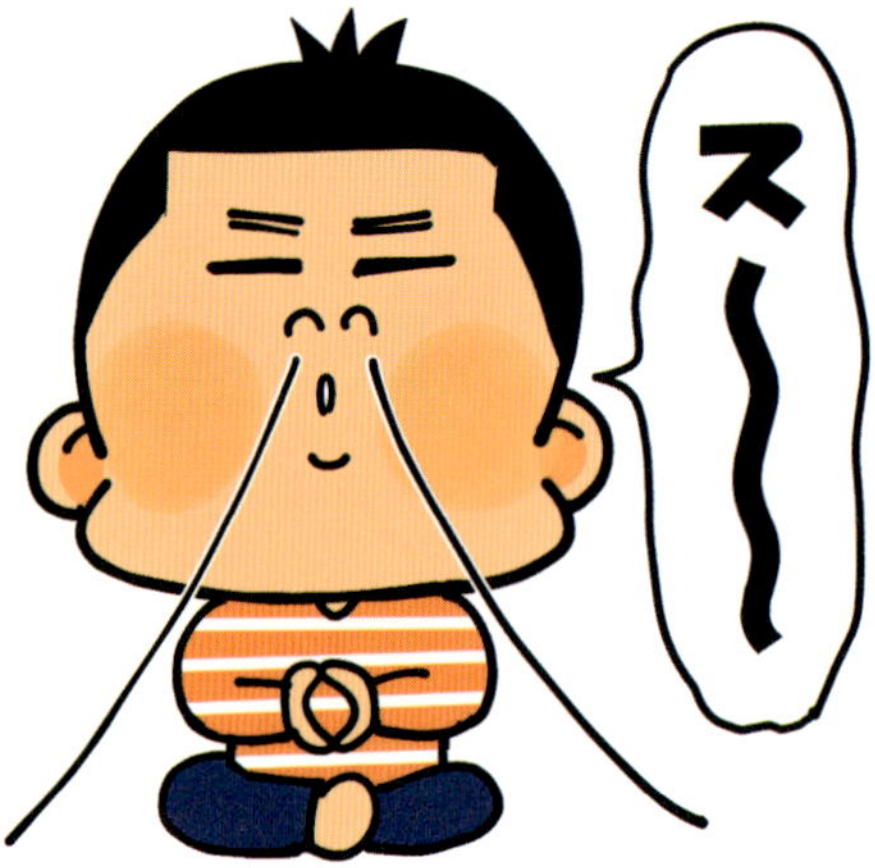

吸《す》う
鼻《はな》から軽《かる》く吸《す》う

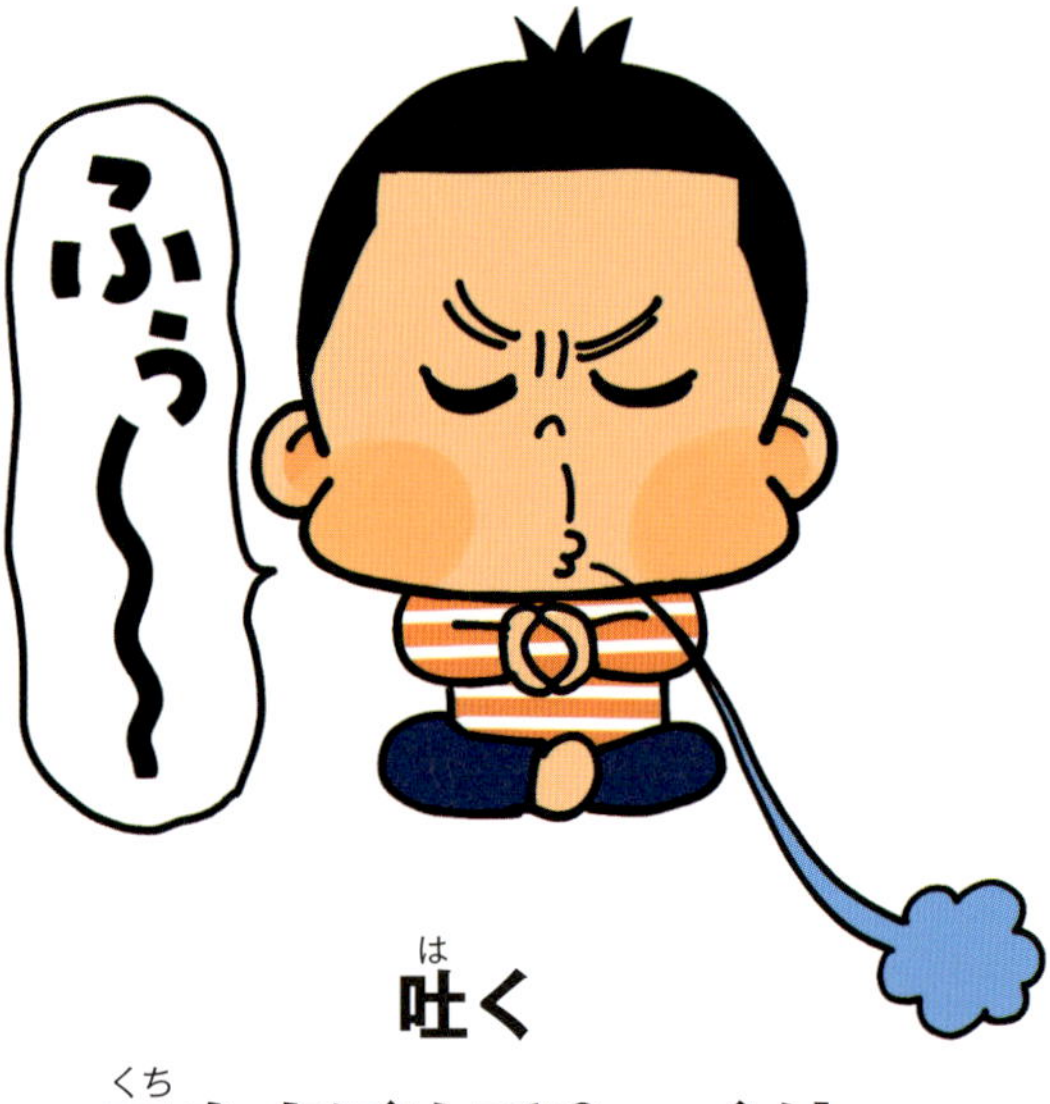

吐《は》く
口《くち》をすぼめてゆっくり
息《いき》を吐《は》く

「吸《す》う」より「吐《は》く」のがだいじ

おなかの「丹田《たんでん》」に空気《くうき》を吸《す》いこむイメージで軽《かる》く息《いき》を吸《す》ったら、こんどは、細《ほそ》く、長《なが》く、ゆっくり吐《は》く。これがコツ。

ときどき、吸《す》うときに肩《かた》に力《ちから》が入《はい》ってしまう人《ひと》がいるよね。そんなときは、「丹田《たんでん》」にしっかり意識《いしき》をむけてみて。そうすれば、力《ちから》がそこだけに集中《しゅうちゅう》して、よけいな力《ちから》は自然《しぜん》に抜《ぬ》けるよ。

いまの時代《じだい》を生《い》きるぼくたちは、吸《す》ってばかりで、実《じつ》はちゃんと息《いき》を吐《は》けていない人《ひと》が多《おお》いんだ。吐《は》くときは、最後《さいご》までしっかり吐《は》き切《き》ろう。

そして、大切《たいせつ》なのは、いっきに吐《は》かず、少《すこ》しずつ吐《は》くこと。水道《すいどう》の蛇口《じゃぐち》から水滴《すいてき》が細《ほそ》〜く、長《なが》〜くチュルチュルチュル……と落《お》ちていくようすをイメージするといいんじゃないかな。

できるだけゆっくり、息《いき》を細《ほそ》く吐《は》いていこう。練習《れんしゅう》すると、どんどん息《いき》を長《なが》く吐《は》けるようになるよ。

実践《じっせん》！　齋《さい》藤《とう》孝《たかし》式《しき》呼《こ》吸《きゅう》法《ほう》

「齋《さい》藤《とう》孝《たかし》式《しき》呼《こ》吸《きゅう》法《ほう》」を練《れん》習《しゅう》しよう。

3秒《びょう》で吸《す》って、　2秒《びょう》ためて、
15秒《びょう》で吐《は》く。
これが基本《きほん》。
ワンセット20秒《びょう》。
これを6回《かい》やってみよう！

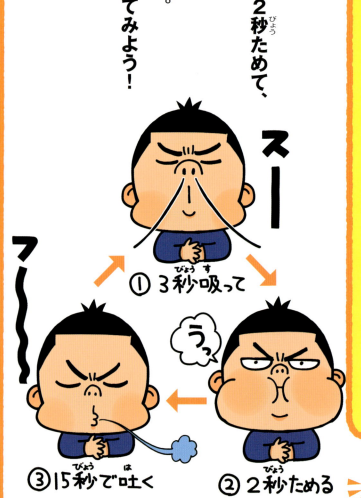

「3・2・15」と覚《おぼ》えよう

今《こん》度《ど》は、ぼくが長年《ながねん》の研究《けんきゅう》で編《あ》み出《だ》した呼吸法《こきゅうほう》を教《おし》えるよ。名《な》づけて「齋藤孝式呼吸法《さいとうたかしきこきゅうほう》」だ。基本《きほん》は「3秒《びょう》で吸《す》って、2秒《びょう》ためて、15秒《びょう》で吐《は》く」こと。覚《おぼ》えてしまえばいつでも練習《れんしゅう》できて、呼吸《こきゅう》の力《ちから》がどんどん強《つよ》くなるよ。やり方《かた》は、とっても簡単《かんたん》。

①3秒《びょう》で鼻《はな》から息《いき》を吸《す》う

②2秒《びょう》息《いき》を止《と》めて、おなかに息《いき》をためる

③15秒《びょう》かけて、口《くち》から長《なが》くゆっくり息《いき》を吐《は》く

秒数《びょうすう》は、わざわざストップウォッチではからなくてもだいじょうぶ。頭《あたま》で「1、2、3……」と数《かぞ》えながらやってみよう。

ポイントは、③の15秒《びょう》かけてゆっくり息《いき》を吐《は》き切《き》ること。あんまりいそいで息《いき》を吐《は》くと、あとがつづかないから気《き》をつけよう。最初《さいしょ》は10秒《びょう》で吐《は》くのからはじめてもいいよ。練習《れんしゅう》するうちに、びっくりするほどラクにできるようになるよ。

どう？　脳《のう》がリフレッシュした感《かん》じがしない？

呼《こ》吸《きゅう》法《ほう》を身《み》につけると、緊《きん》張《ちょう》する場《ば》面《めん》でも平《へい》気《き》になるよ。

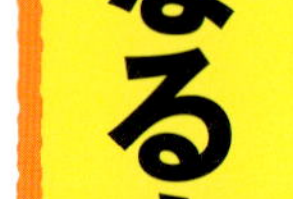

うそや隠《かく》し事《ごと》があると、まわりの人《ひと》にはバレないつもりでも、どういうわけか、見抜《みぬ》かれちゃう。なぜって、きみの呼《こ》吸《きゅう》が、ハッハッと荒《あら》くなっているからね。

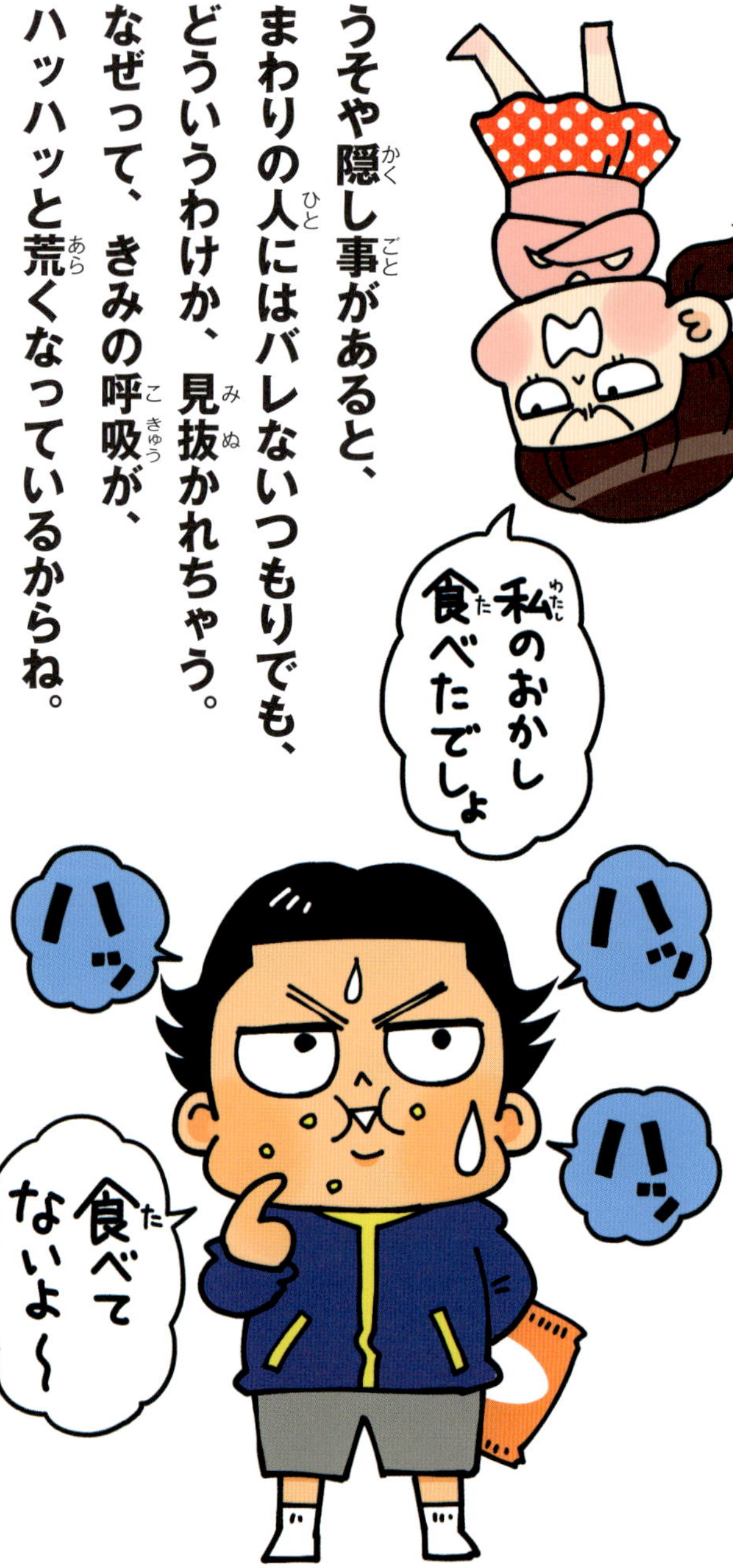
私《わたし》のおかし食《た》べたでしょ
ハッ
ハッ
ハッ
食《た》べてないよ〜

郵便はがき

料金受取人払郵便

牛込局承認

5559

差出有効期間
平成31年12月
7日まで
切手はいりません

162-8790

東京都新宿区矢来町114番地
神楽坂高橋ビル5F

株式会社ビジネス社

愛読者係 行

ご住所 〒 TEL: ( ) FAX: ( )			
フリガナ お名前		年齢	性別 男・女
ご職業	メールアドレスまたはFAX メールまたはFAXによる新刊案内をご希望の方は、ご記入下さい。		
お買い上げ日・書店名 年 月 日 市区町村 書店			

ご購読ありがとうございました。今後の出版企画の参考に
致したいと存じますので、ぜひご意見をお聞かせください。

書籍名

お買い求めの動機

1　書店で見て　　2　新聞広告（紙名　　　　　　　　　　）

3　書評・新刊紹介（掲載紙名　　　　　　　　　　）

4　知人・同僚のすすめ　　5　上司、先生のすすめ　　6　その他

本書の装幀（カバー），デザインなどに関するご感想

1　洒落ていた　　2　めだっていた　　3　タイトルがよい

4　まあまあ　　5　よくない　　6　その他(　　　　　　　　　　)

本書の定価についてご意見をお聞かせください

1　高い　　2　安い　　3　手ごろ　　4　その他(　　　　　　　　　　)

本書についてご意見をお聞かせください

どんな出版をご希望ですか（著者、テーマなど）

深《ふか》い呼吸《こきゅう》で心《こころ》が強《つよ》くなる

緊《きん》張《ちょう》したり不安《ふあん》や心配事《しんぱいごと》があると、胸《むね》がドキドキして呼吸《こきゅう》は浅《あさ》くなる。落《お》ち着《つ》いているときは、呼吸《こきゅう》もおだやかだ。呼吸《こきゅう》と心《こころ》はつながっているんだね。ただ、心《こころ》は隠《かく》すことができても、呼吸《こきゅう》は隠《かく》せない。だから見《み》やぶられてしまうんだ。

仏教《ぶっきょう》には「調息《ちょうそく》」「調心《ちょうしん》」という言葉《ことば》があるよ。これは、呼吸《こきゅう》をととのえれば、心《こころ》もととのうという意味《いみ》。

ピアノやバレエの発表会《はっぴょうかい》やテストの前《まえ》など、「さあ、いよいよこれから本番《ほんばん》！」ってとき、よく「深呼吸《しんこきゅう》してごらん」っていわれるよね。あれも「調息《ちょうそく》」「調心《ちょうしん》」の方法《ほうほう》のひとつ。ハァハァと浅《あさ》くてはやくなっている呼吸《こきゅう》を、深《ふか》い呼吸《こきゅう》に変《か》えることで、緊張《きんちょう》したり焦《あせ》ったりしている心《こころ》をコントロールするためなんだ。

緊張《きんちょう》したらスッと鼻《はな》から吸《す》って「フッ、フ――」と口《くち》から吐《は》く！

ふだんから、呼吸《こきゅう》をととのえる練習《れんしゅう》をしておこう。そうすれば、いざというときもあたふたしない、強《つよ》い心《こころ》のもち主《ぬし》になれるよ。

すぐ勉強《べんきょう》に飽《あ》きちゃうのは、姿勢《しせい》のせいかもね。

勉強《べんきょう》するとき、背中《せなか》がグニャリとまるまっていたり、肩《かた》や背《せ》中《なか》に力《ちから》が入《はい》っていたりしない？　からだにとって、その姿勢《しせい》は少《すこ》しもラクじゃない。

腰《こし》をしっかり落《お》ち着《つ》けないと、肩《かた》や背中《せなか》によけいな力《ちから》がかかってしまうんだ。

それに背中《せなか》がまがっていると、せっかく呼吸法《こきゅうほう》をやっても、おなかにちゃんと息《いき》が入《はい》っていかないよ。だから酸素《さんそ》が足《た》りなくなって、集中力《しゅうちゅうりょく》もつづかない。途中《とちゅう》で勉強《べんきょう》がいやになるのは、きみの性格《せいかく》が飽《あ》きっぽいからじゃなくて、姿勢《しせい》がよくないせいかもね。

椅子《いす》にすわるときは、浅《あさ》く腰《こし》かけるんじゃなくて、ちゃんとお尻《しり》を椅《い》子《す》の奥《おく》までもっていこう。上半身《じょうはんしん》が腰《こし》の上《うえ》にのっかっているようなイメージをもつといいよ。さあ、これでＯＫ！

どう？　呼吸《こきゅう》がラクになった感《かん》じがしない？　呼吸《こきゅう》がゆったりできる姿勢《しせい》が、いい姿勢《しせい》だよ。

自分《じぶん》でいい姿勢《しせい》を見《み》つけようね。

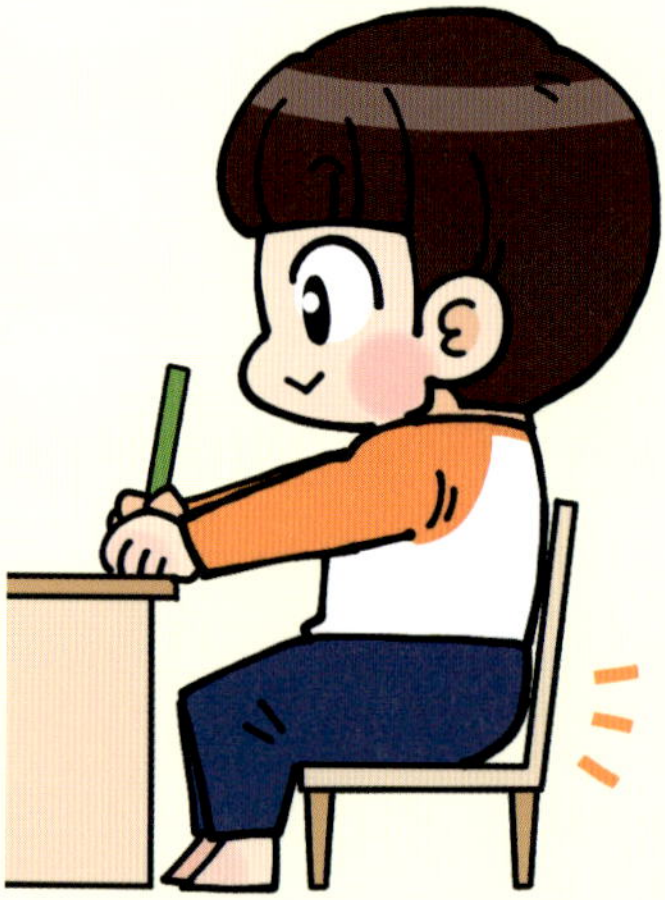

第《だい》2章《しょう》

心《こころ》が強《つよ》くなって、集中力《しゅうちゅうりょく》・やる気《き》が出《で》る

なにかをはじめる前《まえ》に「呼吸法《こきゅうほう》」をやると、

気もちが落《お》ち着《つ》いて、

いつもより実力《じつりょく》を発揮《はっき》できるよ。

スポーツ選手《せんしゅ》も「呼吸法《こきゅうほう》」を

トレーニングに取《と》り入《い》れているんだ。

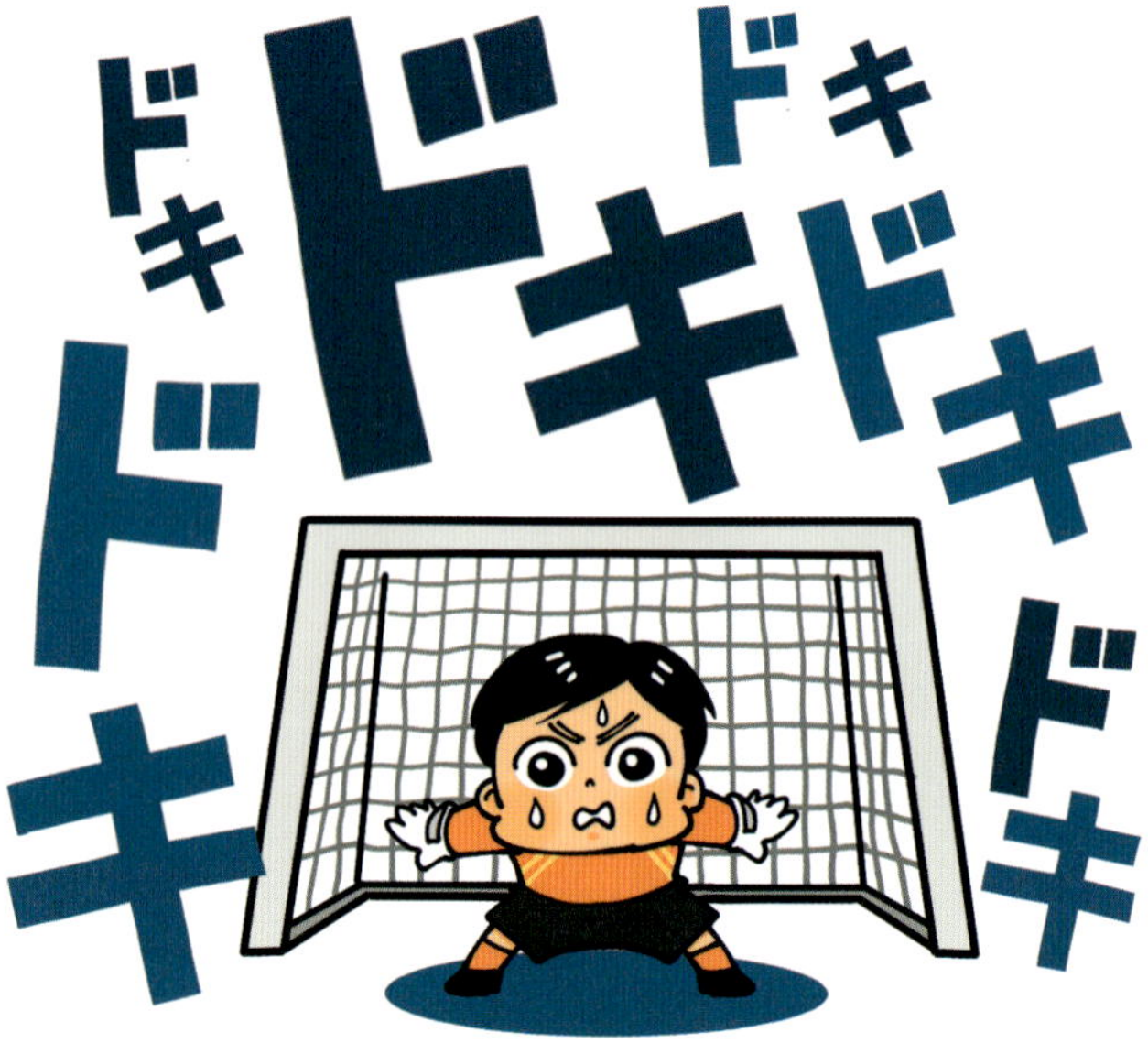

プロのスポーツ選《せん》手《しゅ》も
呼《こ》吸《きゅう》法《ほう》を練《れん》習《しゅう》しているよ。

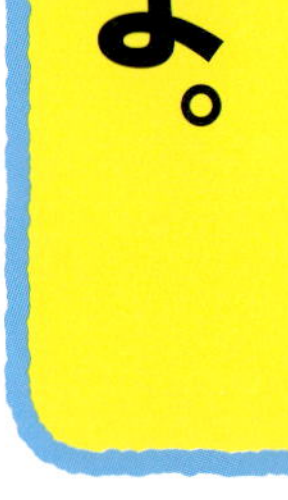

さあ、サッカーのＰＫ戦《せん》！
最後《さいご》のキッカーはきみだ。
ここで外《はず》したら、負《ま》け。
決《き》めれば、勝《か》ち。
プレッシャーがかかる場面《ばめん》だね。

集中《しゅうちゅう》しながらリラックスする

本《ほん》番《ばん》に弱《よわ》い人《ひと》っているよね。「ぜったい失《しっ》敗《ぱい》できない」というときにかぎって失《しっ》敗《ぱい》しちゃう。緊《きん》張《ちょう》して、からだがガチガチにかたまってしまうからだ。こんなとき役《やく》にたつのが呼《こ》吸《きゅう》法《ほう》だよ。正《ただ》しい呼《こ》吸《きゅう》法《ほう》は、おへその下《した》の「丹《たん》田《でん》」を意《い》識《しき》して息《いき》をすることだったね。「丹《たん》田《でん》」を意《い》識《しき》すると、ふしぎなことに、からだのほかの部《ぶ》分《ぶん》のよけいな力《ちから》が抜《ぬ》けるんだ。だから、リラックスして、いつもの自《じ》分《ぶん》らしいプレーに集《しゅう》中《ちゅう》できるようになる。多《おお》くのスポーツ選《せん》手《しゅ》が、練《れん》習《しゅう》に呼《こ》吸《きゅう》法《ほう》を取《と》り入《い》れているんだよ。

スポーツだけじゃない。ブロックを積《つ》み上《あ》げていくジェンガやドミノゲームをするときも、「倒《たお》しちゃいけない」と思《おも》えば思《おも》うほど手《て》に力《ちから》が入《はい》って、指《ゆび》先《さき》がブルブルふるえちゃうことがあるよね。

人《ひと》前《まえ》で話《はな》すときもそう。緊《きん》張《ちょう》して声《こえ》がうわずったり、頭《あたま》がまっ白《しろ》になることもある。そんなときも「丹《たん》田《でん》」を意《い》識《しき》しよう。おへその下《した》に手《て》をあてて、「フー」と吐《は》けば、リラックスできるよ！

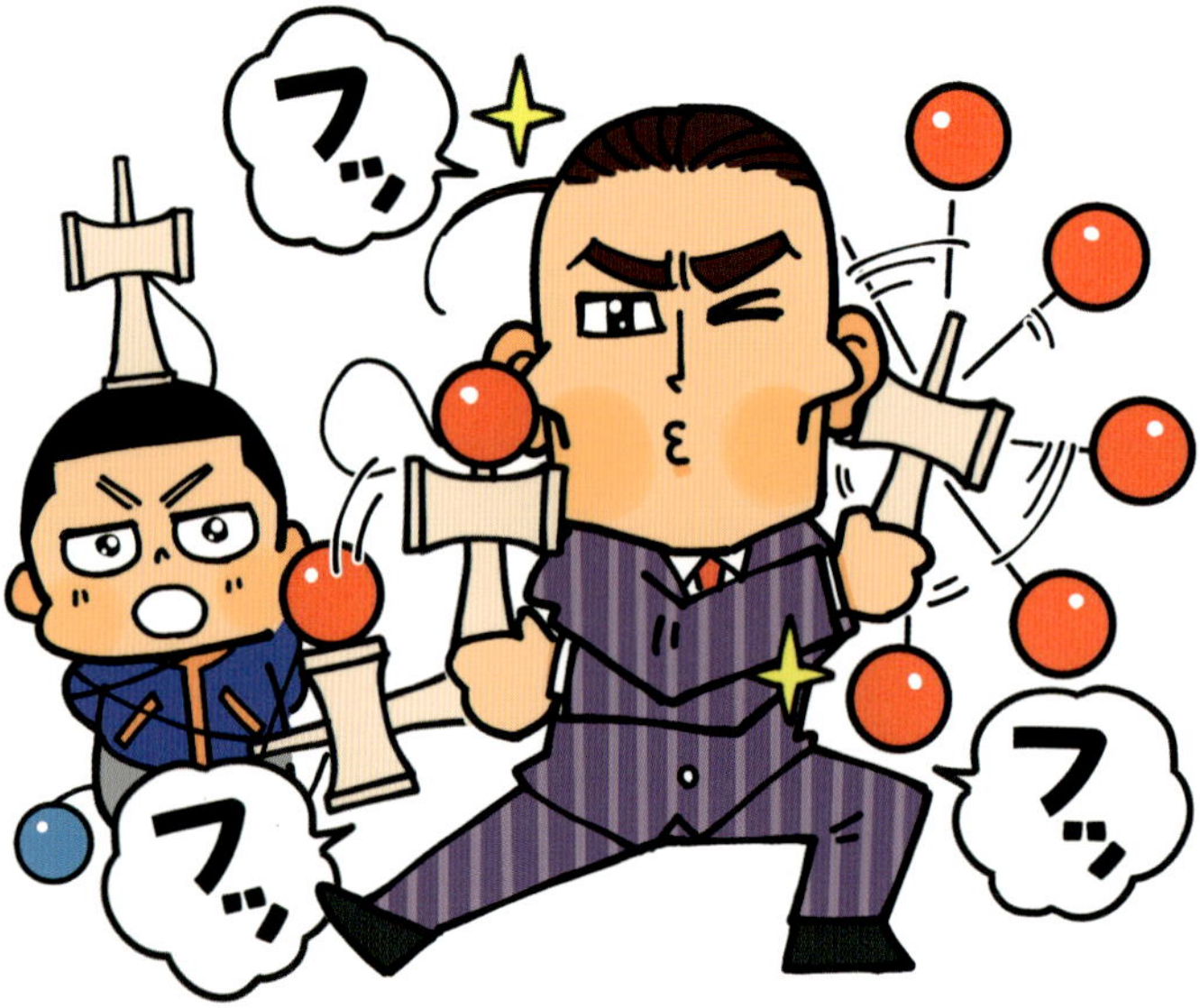

呼《こ》吸《きゅう》のタイミングがズレると失《しっ》敗《ぱい》しちゃうんだ。

剣玉《けんだま》の達人《たつじん》は、軽《かる》くフッフッと息《いき》を吸《す》ったり吐《は》いたりしながら、リズミカルに動《うご》くよね。たいせつなのは、呼《こ》吸《きゅう》と動《うご》きのタイミングをぴったり合《あ》わせることなんだ。

リズムができると記録《きろく》ものびる

紙《かみ》にえんぴつで横線《よこせん》を1本書《ぽんか》いてみよう。コツは、息《いき》をフーッと吐《は》くのに合《あ》わせて、えんぴつもスーッと動《うご》かすこと。そうすれば、線《せん》はまっすぐ引《ひ》けるんだ。だけど、とちゅうで息《いき》つぎすると、そこで線《せん》がとぎれたりギザギザになったりする。線《せん》の乱《みだ》れは、呼吸《こきゅう》の乱《みだ》れ。息《いき》を吸《す》ったとたん、肩《かた》や腕《うで》によけいな力《ちから》が入《はい》ってしまうんだね。

からだを使《つか》ってなにかやるときのコツも、それと同《おな》じだよ。たいせつなのは、呼吸《こきゅう》とからだの動《うご》きを合《あ》わせること。たとえば、水泳《すいえい》で息継《いきつ》ぎと動《うご》きのタイミングがズレたら、おぼれちゃうよね。マラソンだってそう。スッスッと2回息《かいいき》を吸《す》ったら、ハッハッと2回吐《かいは》く。そのタイミングに合《あ》わせて両足《りょうあし》を動《うご》かせば、ラクに走《はし》れるんだ。

呼吸《こきゅう》と動《うご》きがぴったり合《あ》ってリズムができると、スピードが上《あ》がる。しかも、どれだけ走《はし》ったり泳《およ》いだりしてもバテにくくなるよ。

呼吸法《こきゅうほう》をやって集中《しゅうちゅう》すると、すごい力《ちから》が出《だ》せるよ。

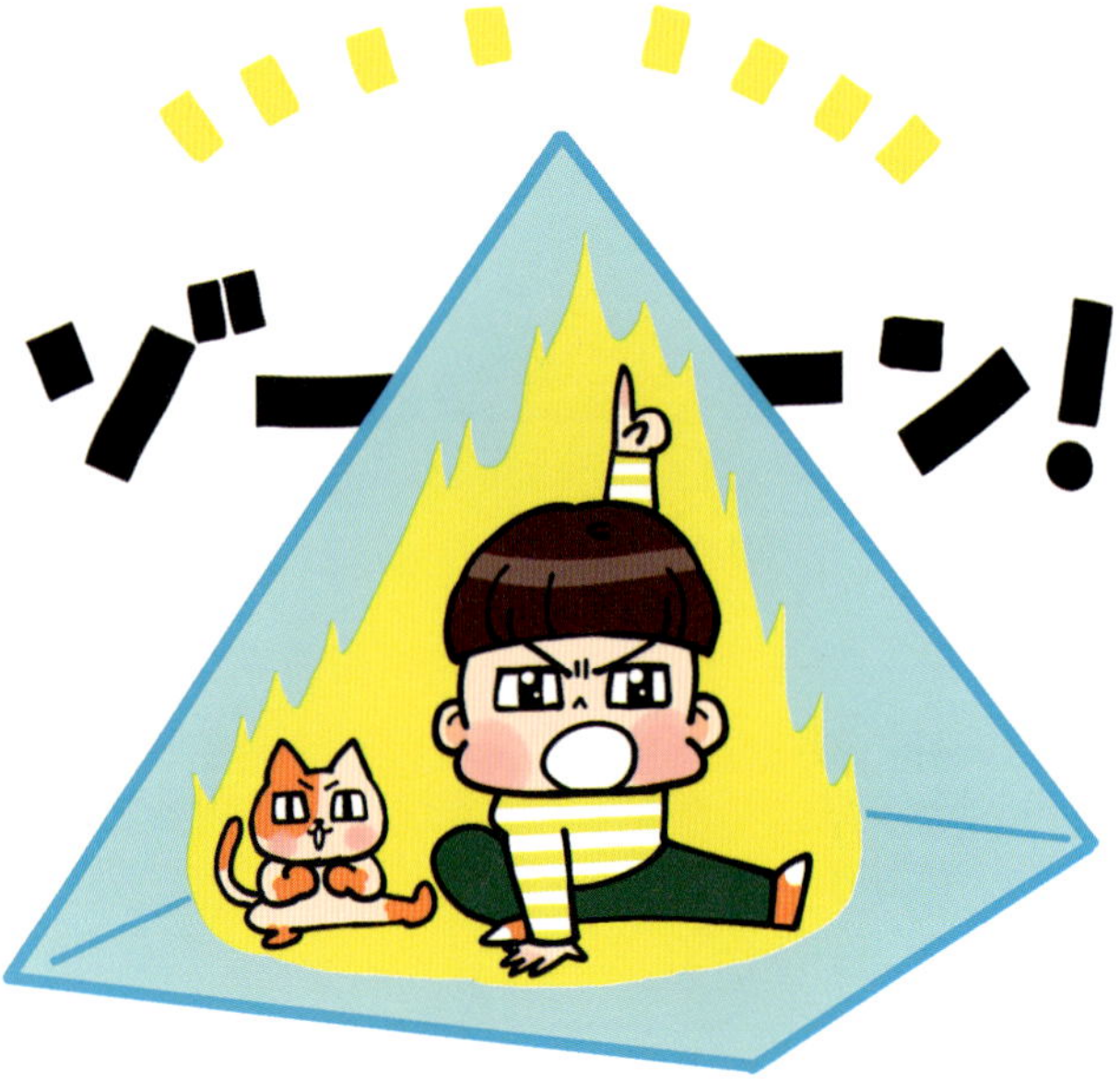

スポーツ選手《せんしゅ》がよく使《つか》う「ゾーン」っていう言葉《ことば》は知《し》っているかな？
これは、究極《きゅうきょく》の集中状態《しゅうちゅうじょうたい》に入《はい》ること。
よけいな雑念《ざつねん》が消《き》えて、自分《じぶん》の力《ちから》を１００％出《だ》せるんだ。

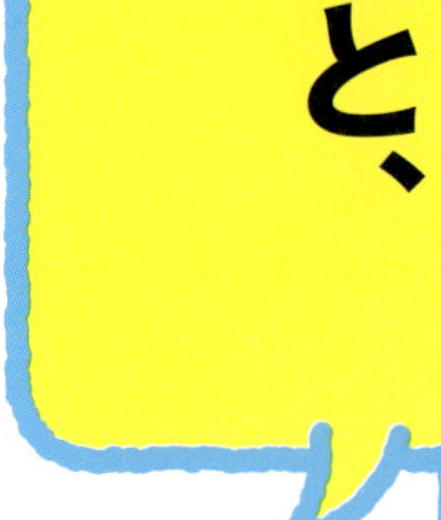

呼吸法《こきゅうほう》で勉強《べんきょう》が得意《とくい》になる

有《ゆう》名《めい》なプロ野球選手《やきゅうせんしゅ》でバッターとして活躍《かつやく》した川上哲治《かわかみてつはる》さんは、「調子《ちょうし》がいいときは、ボールが止《と》まって見《み》える」といったそうだよ。「ゾーン」に入《はい》ってギリギリまで集中力《しゅうちゅうりょく》が高《たか》まると、止《と》まったボールを打《う》つくらい簡単《かんたん》に結果《けっか》を出《だ》せるということなんだ。もちろん、勉強《べんきょう》だって「ゾーン」に入《はい》れば、成績《せいせき》アップまちがいない！

そこで呼吸法《こきゅうほう》の出番《でばん》だよ。呼吸法《こきゅうほう》をやると、脳《のう》のなかにセロトニンという物質《ぶっしつ》が出《で》て、心《こころ》が落《お》ち着《つ》く。ぼんやりしていた脳《のう》が目覚《めざ》めてくるんだ。だから、しぜんと集中力《しゅうちゅうりょく》もアップする。このことは、科学的《かがくてき》にも証明《しょうめい》されているんだよ。

ぼくも呼吸法《こきゅうほう》の効果《こうか》が知《し》りたくて、簡単《かんたん》な実験《じっけん》をやったことがあるよ。計算《けいさん》テストの前《まえ》に呼吸法《こきゅうほう》をやって、やらなかったときと成績《せいせき》に差《さ》が出《で》るかどうかためしてみたんだ。

その結果《けっか》、呼吸法《こきゅうほう》をやるほうが、だんぜん点数《てんすう》が高《たか》かった。吐《は》く息《いき》を長《なが》くする呼吸法《こきゅうほう》ってやっぱりすごい。

不安《ふあん》や心配《しんぱい》に負《ま》けそうなときは、呼吸法《こきゅうほう》をやってみよう。

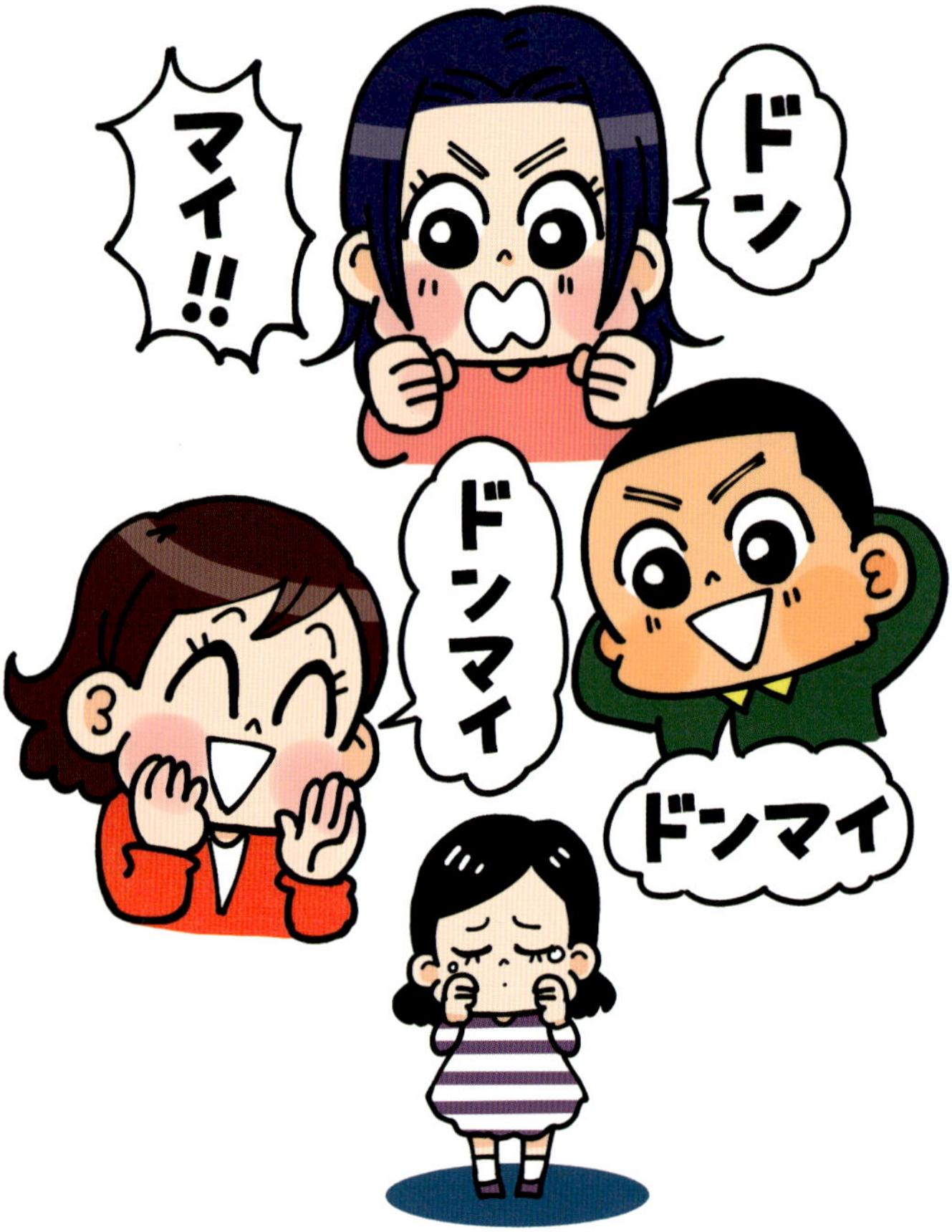

友《とも》だちが失敗《しっぱい》したとき、「ドンマイ、ドンマイ！」って声《こえ》をかけてあげるよね。ドンマイは気《き》にするなって意味《いみ》。そう。失敗《しっぱい》は、気《き》にしすぎちゃだめなんだ。

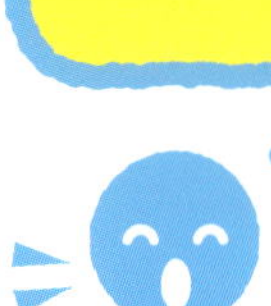

「いま」のことだけに集中《しゅうちゅう》する

たとえばスポーツの試合《しあい》で、「あっ、ミスっちゃった。どうしよう」と思《おも》ったとたん、またミスしてしまうことってあるよね。失敗《しっぱい》に気《き》をとられて、からだの動《うご》きがぎこちなくなってしまう。だから、ミスがミスを呼《よ》んでしまうんだ。こんなときは、クヨクヨ悩《なや》むより、いま目《め》の前《まえ》にきたボールを打《う》ち返《かえ》すほうがだいじ。

きみたちの生活《せいかつ》もそうだよ。「また忘《わす》れものしちゃった」「友《とも》だちの悪口《わるぐち》いっちゃった」なんて、あとで後悔《こうかい》することもいろいろあるよね。「バカ、バカ」って自分《じぶん》をせめたくなることもある。

だけど、1秒《びょう》でも前《まえ》のできごとは、すぎてしまった過去《かこ》のこと。過去《かこ》は、もうやり直《なお》すことができないんだ。だったら、いつまでも悩《なや》んでいちゃだめだ。それは自分《じぶん》をいじめることになるからね。「ごはんを食《た》べているいま」でもいい、「本《ほん》を読《よ》んでいるいま」でもいい。いまやっていることに集中《しゅうちゅう》しよう。そして、自分《じぶん》に「ドンマイ！」と声《こえ》をかけよう。それが悩《なや》みにふりまわされないコツだよ。

ゆっくり数《かず》を数《かぞ》えるだけでも、気《き》もちが落《お》ち着《つ》くよ。

お釈迦《しゃか》さまは、菩提樹《ぼだいじゅ》の下《した》にすわり
「ひとーつ、ふたーつ、みーっつ」と
ゆっくり数《かず》を数《かぞ》えながら呼吸《こきゅう》をすることで
「さとり」をひらいたんだ。
イライラしたり、
気《き》もちがざわざわしたときは、
お釈迦《しゃか》さまのまねをしてみよう。

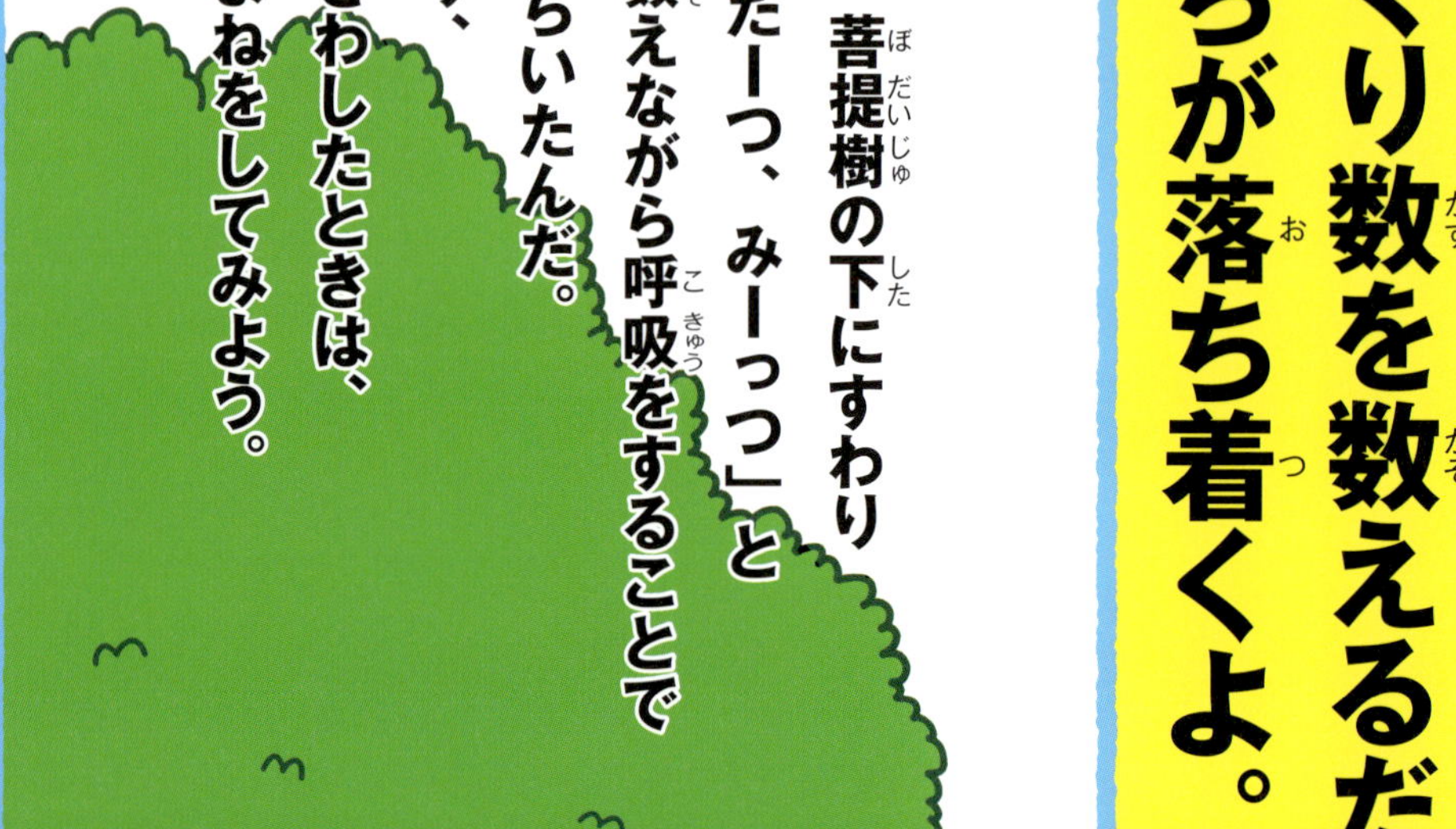

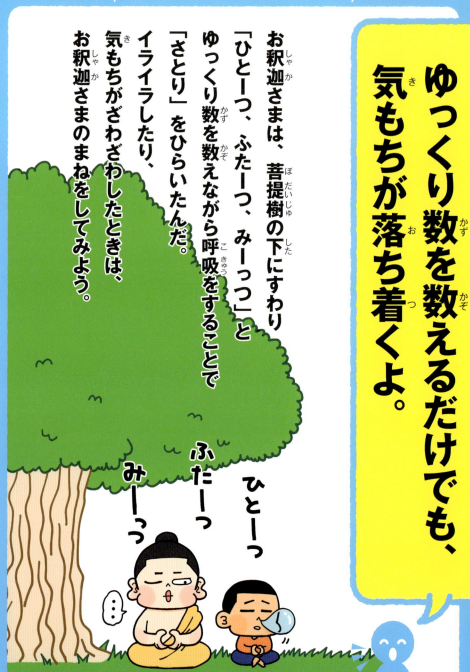

「考《かんが》えすぎ」「気《き》にしすぎ」がなくなる

前《まえ》の項目《こうもく》に、「いま」に集中《しゅうちゅう》しようと書《か》いたよね。だけど、それがなかなかむずかしい。たいていの人は、つい過去《かこ》や未来《みらい》についてあれこれ考《かんが》えちゃうんだ。きみもそうじゃない？

「あんなこと、いわなきゃよかった」と過去《かこ》を後悔《こうかい》したり、「笑《わら》われたらどうしよう……」と未来《みらい》を気《き》にしたり。「きょうの給食《きゅうしょく》、なにかな？」と考《かんが》えるのも、いまじゃなくて、未来《みらい》のことなんだよ。

そんなふうに過去《かこ》や未来《みらい》にとんでゴチャゴチャになった頭《あたま》をスッキリさせてくれるのが、お釈迦《しゃか》さまの呼吸法《こきゅうほう》なんだ。

やり方《かた》は簡単《かんたん》。声《こえ》に出《だ》して数《かず》を数《かぞ》えるだけ。息《いき》を吐《は》きながら「ひとーつ」と数《かぞ》えたら軽《かる》く息《いき》を吸《す》って、また吐《は》きながら「ふたーつ」……。こんな感《かん》じで、5つくらいまで数《かぞ》えてみよう。

そうやって数《かず》を数《かぞ》えることだけに集中《しゅうちゅう》するうちに、だんだんよけいな考《かんが》えが消《き》えていくんだ。終《お》わったあとは頭《あたま》が軽《かる》くなって、気《き》もちもおだやかになるよ。

やる気《き》が出《で》ないときには呼吸法《こきゅうほう》を！すぐにやる気《き》がわいてくるよ‼

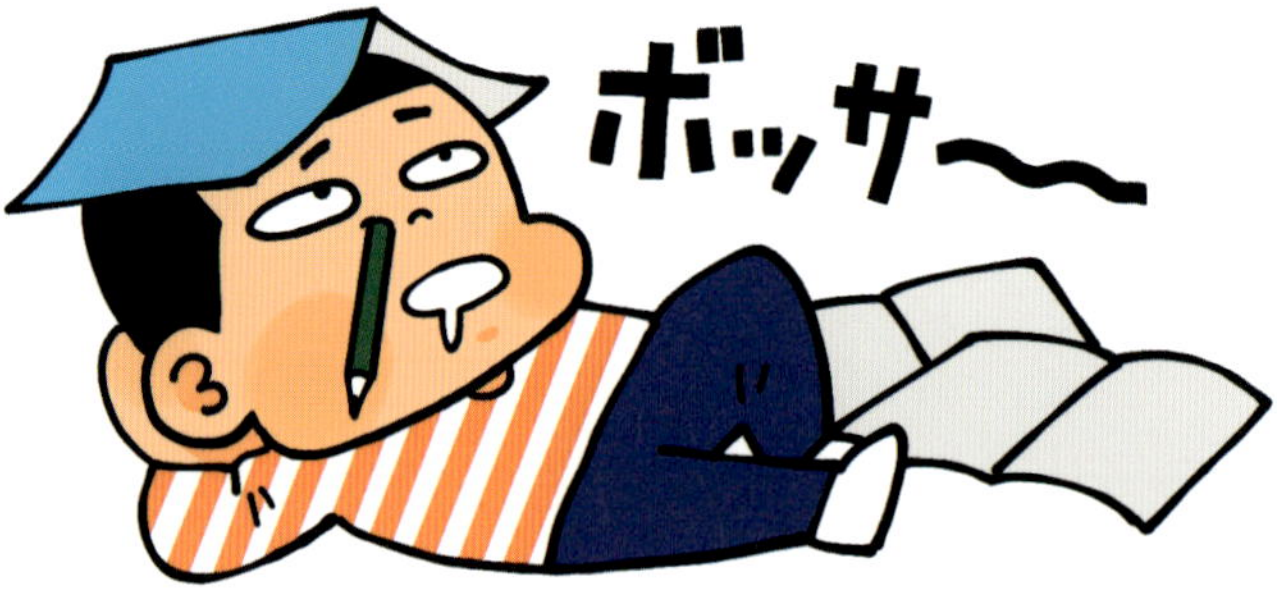

勉強《べんきょう》しなきゃ、
部屋《へや》のかたづけもしなきゃ。
だけど、ハア……、
めんどくさい。
「やらなきゃ」と思《おも》うのに、
からだが動《うご》かない。

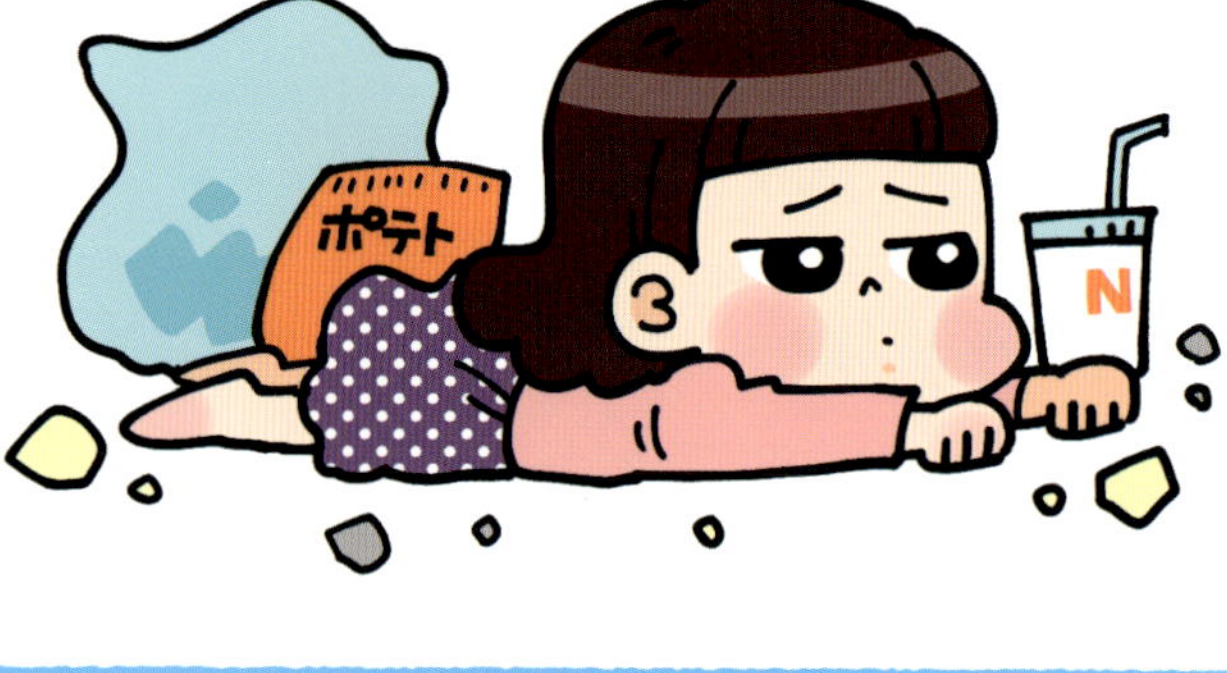

まず脳《のう》を やる気《き》にさせるのがコツ

やる気《き》がないとき、「やるんだ！」「がんばれ、自分《じぶん》！」と心《こころ》にいいきかせても、心《こころ》はなかなかいうことをきいてくれないよね。

そんなときは、まず呼吸法《こきゅうほう》をやるといいんだよ。呼吸法《こきゅうほう》は、心《こころ》じゃなくて、脳《のう》のやる気《き》スイッチを押《お》す方法《ほうほう》なんだ。

だから、たとえ心《こころ》が「やりたくないよォ」とグズってたって関係《かんけい》ない。脳《のう》が先《さき》にやる気《き》になってしまえば、からだはしぜんに動《うご》き出《だ》すんだ。

それから、いきなり「勉強《べんきょう》、2時間《じかん》やるぞ！」なんて気合《きあ》いを入《い》れすぎないのもだいじだよ。

最初《さいしょ》は「とりあえず5分《ふん》」を目標《もくひょう》にしてごらん。それならちょっと気《き》がラクじゃない？　5分《ふん》机《つくえ》にすわるうちに、それがきっかけでやる気《き》スイッチがオンになることもあるんだよ。

「あの人《ひと》、なんか暗《くら》そう」なんて、いわれたくないよね。

背中《せなか》をまるめて、
トボトボ歩《ある》いている人《ひと》を見《み》かけたら、
きみはこう思《おも》うんじゃないかな？
「ああ、あの人《ひと》、なにかいやなことがあったんだな」って。
姿勢《しせい》には心《こころ》があらわれるよ。

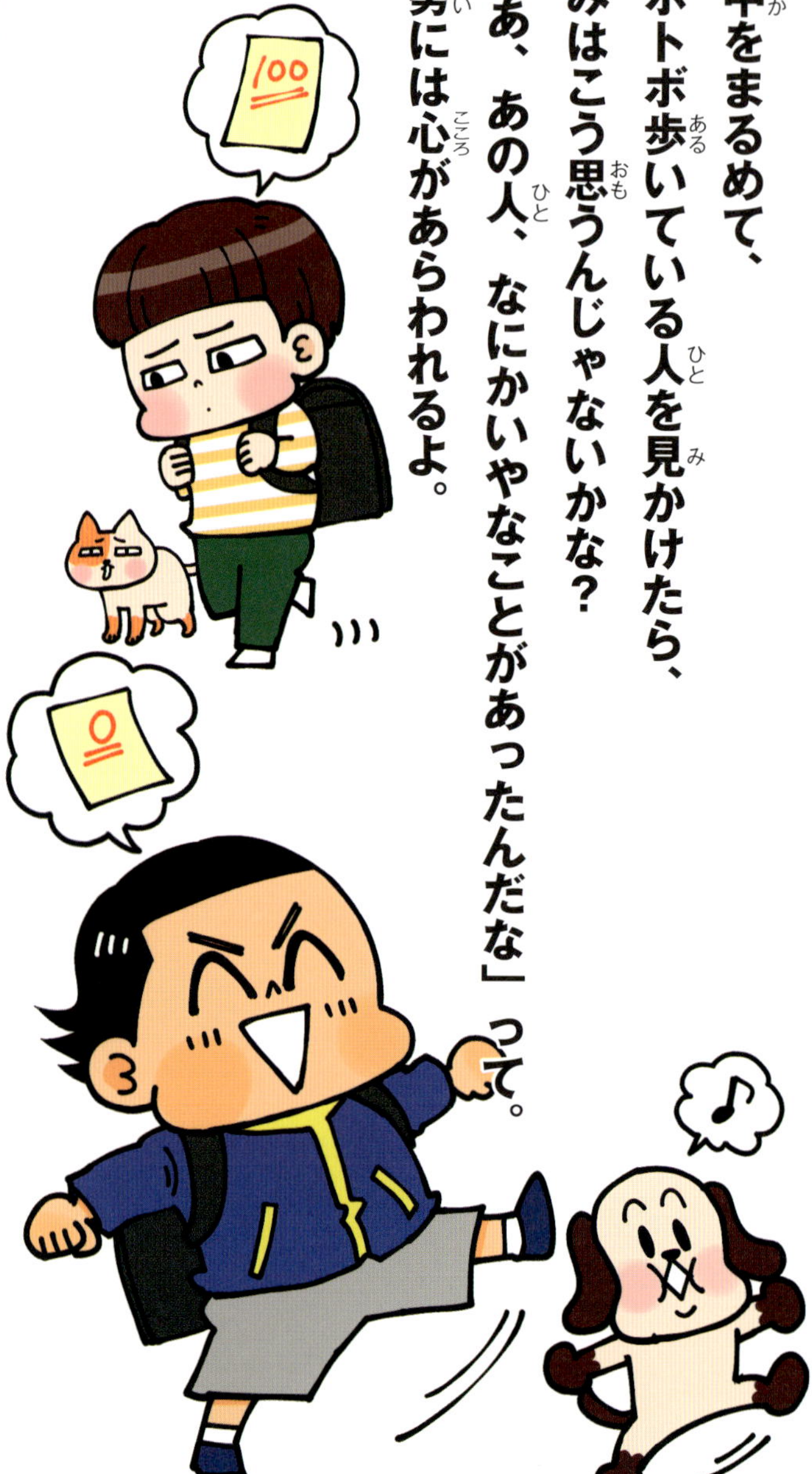

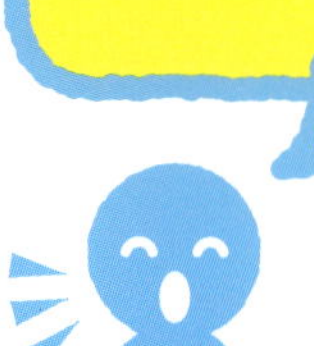

自信《じしん》がないときは、胸《むね》をひらく体操《たいそう》をしよう！

だれでも落《お》ちこんでいるときは、背中《せなか》がまるまって、うつむきがちになるよね。じゃあ、はんたいに胸《むね》をひらいて背中《せなか》をピシッとのばしてみたらどうだろう？　その姿勢《しせい》で、暗《くら》いことを考《かんが》えようとしてもむりだと思《おも》わない？

つまり、胸《むね》をひらくと、それだけで明《あか》るく元気《げんき》になれるってこと。自信《じしん》がないときやいやなことがあったときは、胸《むね》をひらく体操《たいそう》をするといいよ。簡単《かんたん》だから、ぜひやってみて。

・立《た》った姿勢《しせい》で両手《りょうて》をうしろで組《く》んで、肩《かた》をうしろへ引《ひ》く

・椅子《いす》にすわったまま、上半身《じょうはんしん》を軽《かる》くうしろへそらす

それから、もうひとつ。歌舞伎《かぶき》の女形《おんながた》のスターで人間国宝《にんげんこくほう》の坂東《ばんどう》玉三郎《たまさぶろう》さんが、「胸《むね》をひらいた姿勢《しせい》でないと、感情《かんじょう》を表現《ひょうげん》することができません」と教《おし》えてくれたよ。

人《ひと》と話《はな》すときも、胸《むね》をすぼめたままじゃ気《き》もちが伝《つた》わらない。ちゃんと相手《あいて》のほうをむいて、いい姿勢《しせい》で話《はな》すくせをつけようね。

声《こえ》の大《おお》きさで、きみのやる気がわかるよ！

大《おお》きな声《こえ》で元気《げんき》よく「はい！」と返事《へんじ》をする人《ひと》と、小《ちい》さなボソボソ声《ごえ》で「は～い」と返事《へんじ》をする人《ひと》。

どっちがやる気《き》がありそう？

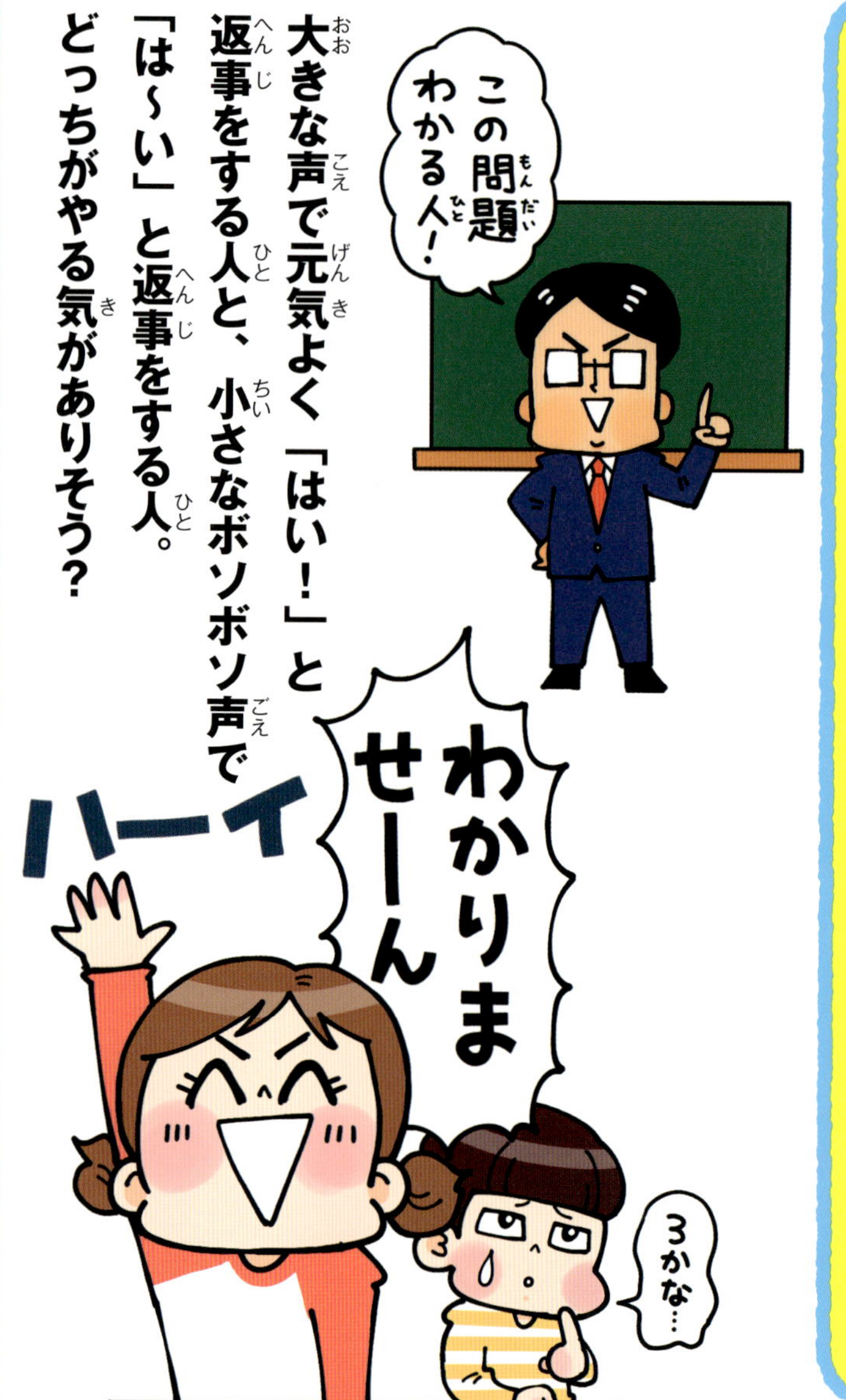
この問題《もんだい》わかる人《ひと》！
ハーイ
わかりませーん
3かな…

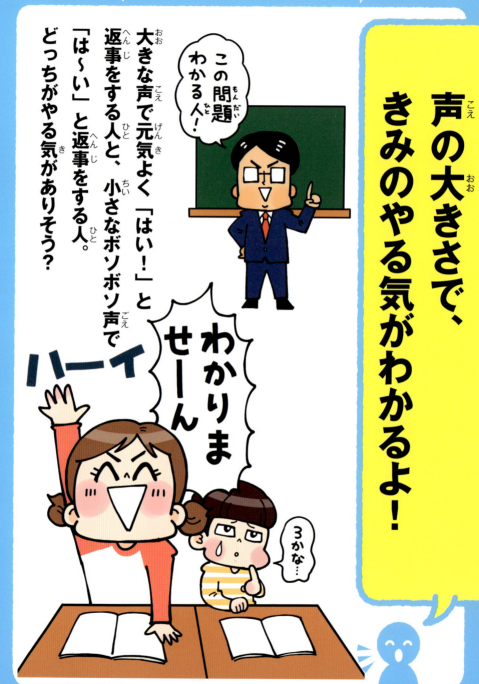

リーダーや人気者《にんきもの》になれる人《ひと》は声《こえ》が大《おお》きい

声《こえ》が小《ちい》さいと、いかにも消極的《しょうきょくてき》でやる気《き》がなさそうだよね。はんたいに、大《おお》きな声《こえ》であいさつや返事《へんじ》ができる人《ひと》は、行動力《こうどうりょく》があって頼《たよ》れそう。リーダーや人気者《にんきもの》になるタイプの人《ひと》は、たいてい声《こえ》が大《おお》きくて元気《げんき》なんだよ。

将来《しょうらい》、受験《じゅけん》や仕事《しごと》で面接《めんせつ》をうけるときも、声《こえ》が大《おお》きいほうがだんぜんトク。声《こえ》が大《おお》きいと、それだけで「おっ、やる気《き》がありそうだな」と、いいイメージをもってもらえるからね。

きみも大《おお》きな声《こえ》ではきはき話《はな》せる人《ひと》になろう。そのためにも、ふだんから呼吸法《こきゅうほう》をやっておくといいんだよ。呼吸《こきゅう》の力《ちから》が強《つよ》くなれば、声《こえ》の力《ちから》も強《つよ》くなる。大《おお》きな声《こえ》もラクに出《だ》せるようになるんだ。

なかには「声《こえ》を出《だ》すのは恥《は》ずかしいし、苦手《にがて》」という人《ひと》もいるね。そんな人《ひと》は思《おも》い切《き》ってどこかで一度《いちど》、大声《おおごえ》を出《だ》しちゃおう。山《やま》で「ヤッホー！」と叫《さけ》ぶのもいい。野球場《やきゅうじょう》で「かっとばせぇー！」と応援《おうえん》するのもいい。大《おお》きな声《こえ》を出《だ》すって、本当《ほんとう》に気《き》もちいいんだよ。

コラム

お風呂《ふろ》でハミングしてみよう。

インドに伝《つた》わる呼吸法《こきゅうほう》に、息《いき》を吐《は》くとき「んーーーーー」といいながら鼻《はな》から空気《くうき》を抜《ぬ》いていく方法《ほうほう》があるんだ。これはプラーマリー呼吸法《こきゅうほう》といって、「プラーマリー」は「蜂《はち》の羽《はね》の音《おと》」っていう意味《いみ》なんだ。蜂《はち》の羽《はね》の音《おと》といえば、「ブーーーーーン」だけど、たしかに「んーーーーーー」と似《に》てるかもね。

やってみると、自分《じぶん》の声《こえ》の震動《しんどう》がからだ全体《ぜんたい》にひびくっていうのかな、こまかい揺《ゆ》れでからだの内側《うちがわ》がムズムズするようなへんな感《かん》じ。だけど、この呼吸法《こきゅうほう》も集中力《しゅうちゅうりょく》を高《たか》めるのにすごく役立《やくだ》つんだ。

そのプラーマリー呼吸法《こきゅうほう》と同《おな》じ効果《こうか》があるのがハミングだよ。そう。きみもいいことがあったとき、つい「フンフフフーン♪」なんて鼻《はな》で歌《うた》っちゃうことない？　あのハミング。

効果《こうか》をあげるためには、「んーーーーー」と同《おな》じように、鼻《はな》から息《いき》を抜《ぬ》きながら、声《こえ》の震動《しんどう》をからだにひびかせるのがコツ。お風呂《ふろ》でやると声《こえ》がひびきやすいから、より効果的《こうかてき》だよ。ハミングするだけで脳《のう》がゆったりした状態《じょうたい》になって、頭《あたま》がスッキリするよ。

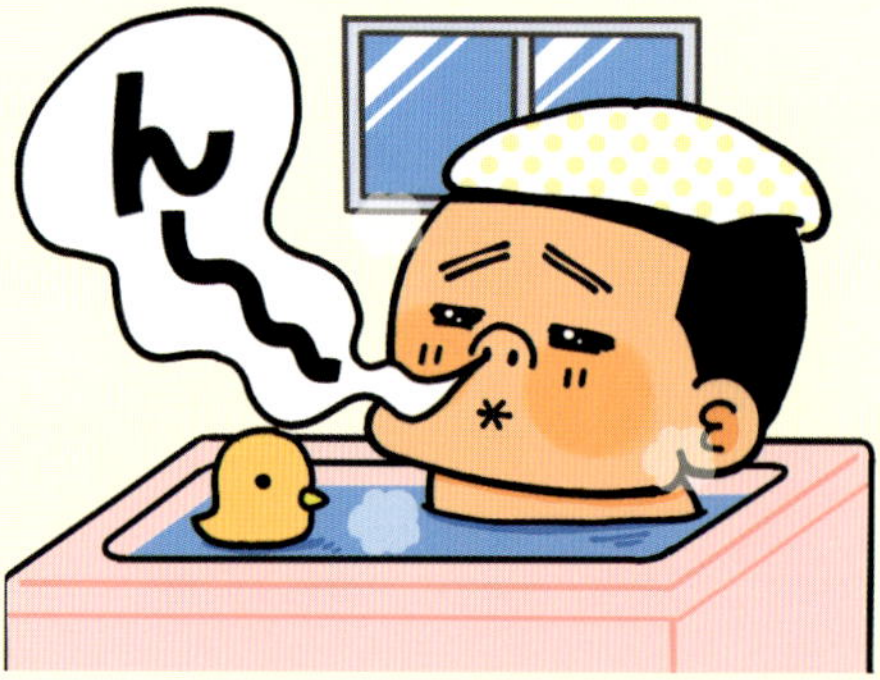

第《だい》3章《しょう》

感情《かんじょう》のコントロールができて、友《とも》だちづきあいがうまくなる

友《とも》だちとのおしゃべりは、楽《たの》しいよね！
相槌《あいづち》をうったり、ツッコミを入《い》れたり、
「息《いき》が合《あ》う」っていうくらいだから、
おしゃべりにはタイミングや共感《きょうかん》がだいじ。
これも呼吸法《こきゅうほう》で身《み》につけられるよ。

話《はな》しはじめるタイミング、ズレてない？

きみが「あのね」と
話《はな》しはじめたら、
同時《どうじ》に、だれかが
「ねぇ、ねぇ、聞《き》いて」。
会話《かいわ》がガチャンと
ぶつかっちゃった。

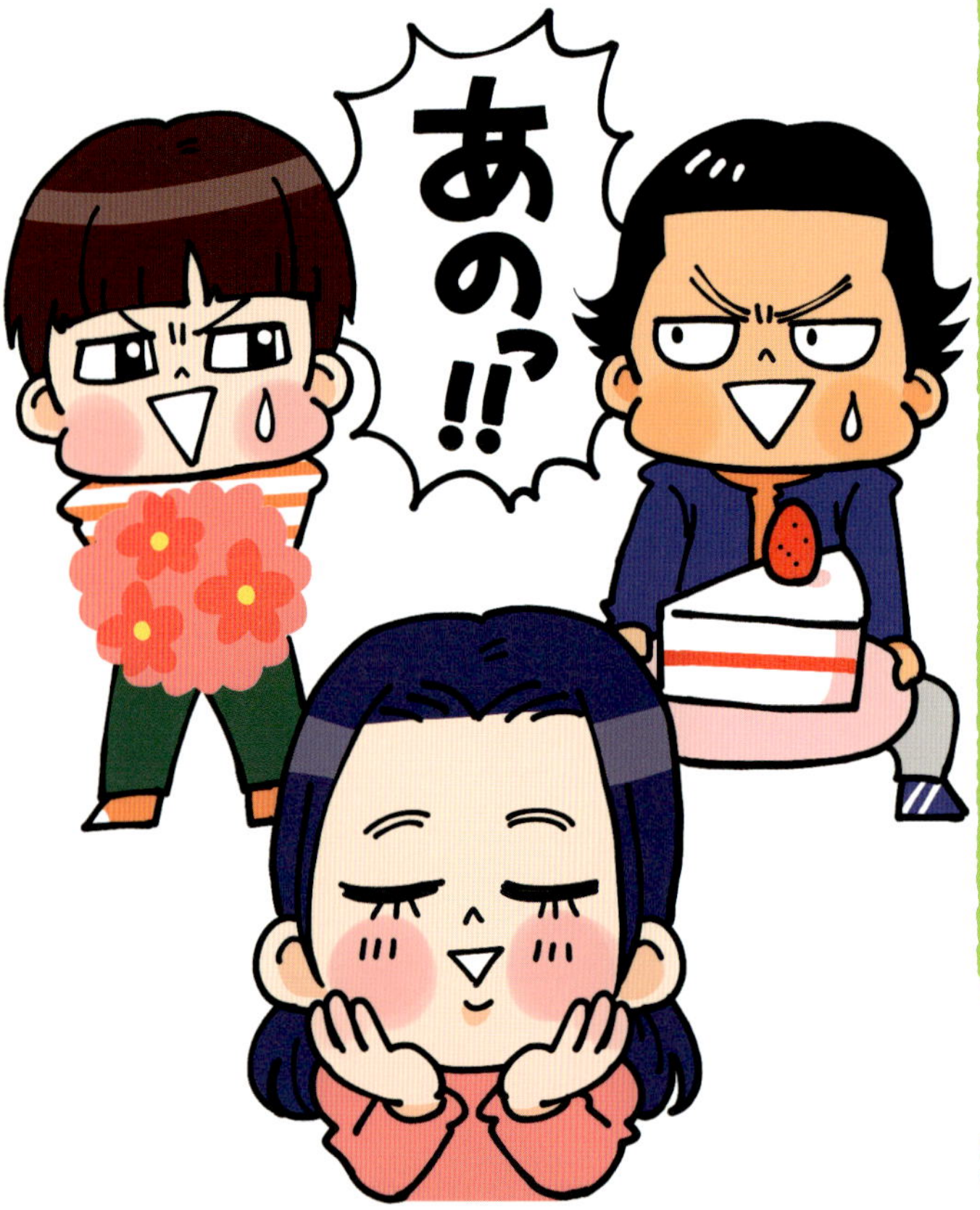

息《いき》を吸《す》ったら、「話《はな》しはじめますよ」のサイン

車《くるま》の運転手《うんてんしゅ》さんは、角《かど》をまがるとき、むこうから走《はし》ってくる車《くるま》がいないかどうか、注意《ちゅうい》して見《み》ているよね。ぶつかったらたいへんだからだ。

人《ひと》と話《はな》すときも同《おな》じだよ。きみがしゃべりたいときは、ほかにも話《はな》したい人《ひと》がいないか、ちゃんとまわりを見《み》なきゃね。みんなでいっせいにワーワーいったら、話《はなし》がゴチャゴチャになっちゃうよ。

そこでまず、この法則《ほうそく》を覚《おぼ》えておこう。

「人《ひと》は、話《はなし》をはじめる前《まえ》にかならず息《いき》を吸《す》う」。

いい？　誰《だれ》かが息《いき》をスッと吸《す》ったら、それは「いまから話《はな》しはじめますよ」のサインなんだ。そうしたら、きみはちょっと待《ま》ってあげようね。自分《じぶん》が話《はな》すのは、相手《あいて》の話《はなし》を最後《さいご》まで聞《き》いてからだよ。

人《ひと》の話《はなし》を聞《き》いてばかりで、なかなか話《はなし》の輪《わ》に入《はい》れないこともあるね。そんなときは、スッと息《いき》を吸《す》ってみてごらん。きっとみんなが、「なに？」って注目《ちゅうもく》してくれる。そこが話《はな》しはじめるチャンスだよ。

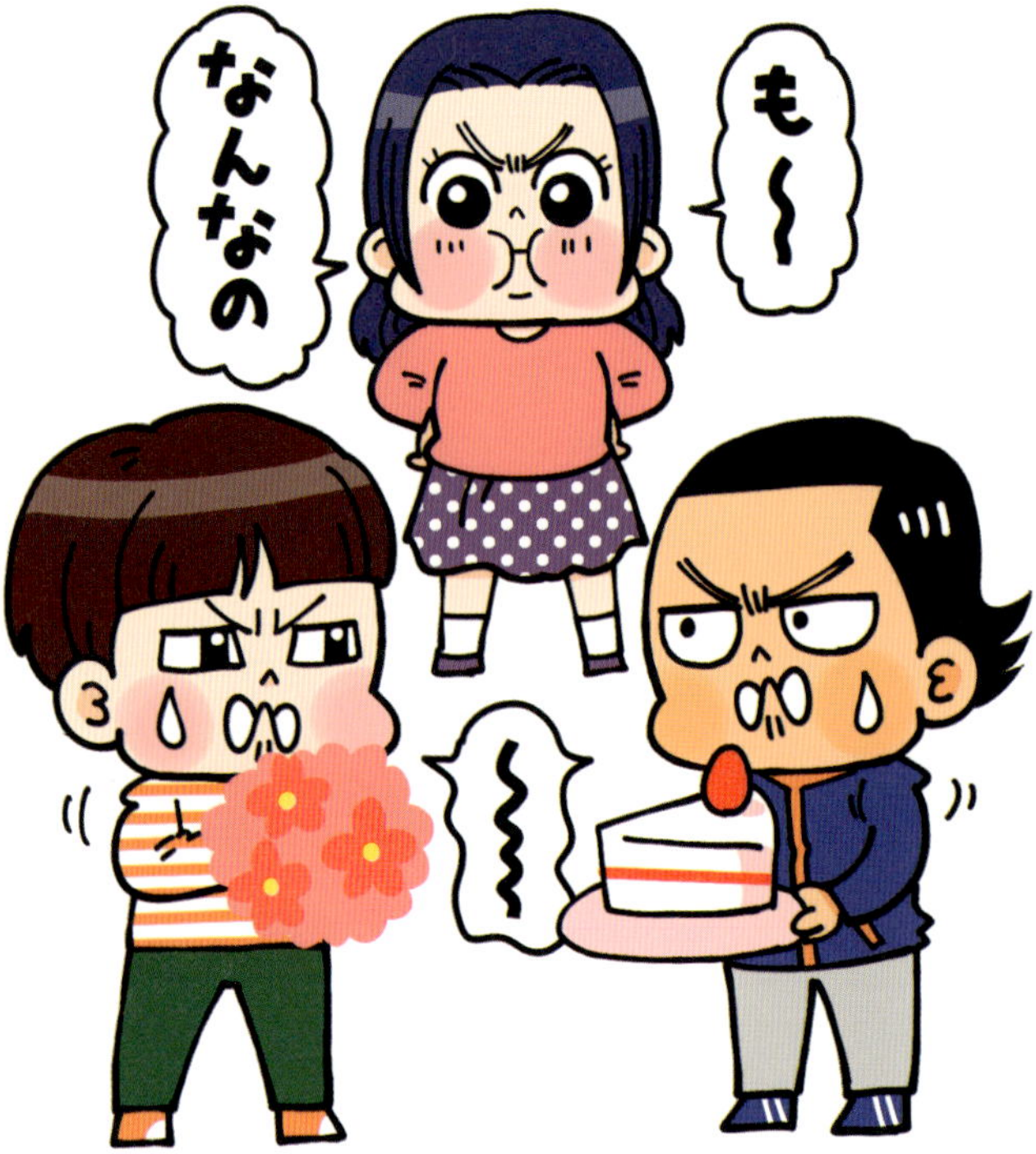

話《はな》しはじめるタイミングを、ゲームで練《れん》習《しゅう》しよう！

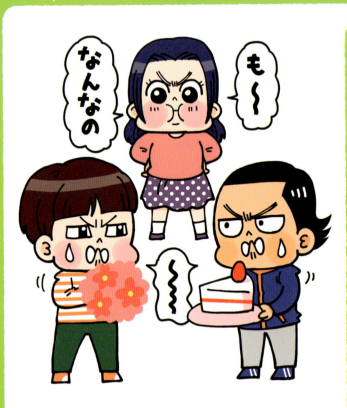

会話《かいわ》に入《はい》る
タイミングってむずかしい。
だれかと声《こえ》がかぶったり、
ヘンな間《ま》があいて
シーンとしたり。
そんなことがないように、
ゲームでコツを
マスターしよう！

みんなでやろう！「10カウントゲーム」

家《か》族《ぞく》でも友《とも》だちでもいい、3人以上集《にんいじょうあつ》まったらこんなゲームをやってみよう。「1、2、3、4、5、6、7、8、9、10！」って、「1」から「10」までの数字《すうじ》を、だれがいうか順番《じゅんばん》を決《き》めずに、ひとりずつ声《こえ》に出《だ》して数《かぞ》えていくんだ。

だれかが「1」っていったら、次《つぎ》、だれがいう？

ひとりでつづけて数《かぞ》えちゃやだめだよ。

少《すこ》しでも声《こえ》がかぶったらアウト！　またはじめからやり直《なお》し。

「10」までいったら、「9、8、7……」って逆《ぎゃく》に数《かぞ》えて、「1」にもどったら上《あ》がり！

コツは前《まえ》の項目《こうもく》に書《か》いた法則《ほうそく》を思《おも》い出《だ》すことだよ。覚《おぼ》えてる？

そう、「人《ひと》は、話《はなし》をはじめる前《まえ》にかならず息《いき》を吸《す》う」だったね。

みんなの表情《ひょうじょう》をよ～く見《み》て。一瞬《いっしゅん》の動《うご》きで「あっ、次《つぎ》はあの人《ひと》がいうな」ってわかったら、自分《じぶん》は止《や》めて相手《あいて》にゆずろうね。このゲームをやるうちに、人《ひと》とのコミュニケーションがじょうずになるよ。

友《とも》だちと話《はな》すときはテンションを合《あ》わせよう！

「すっごいニュースがあるよ。聞《き》いて、聞《き》いて！」せっかく息《いき》をはずませながら話《はな》しかけてくれたのに、きみの返事《へんじ》は、暗《くら》くて低《ひく》めの声《こえ》で「ハァ？」。これじゃあ、いかにも興味《きょうみ》なさそうで、相手《あいて》を傷《きず》つけちゃうよ。

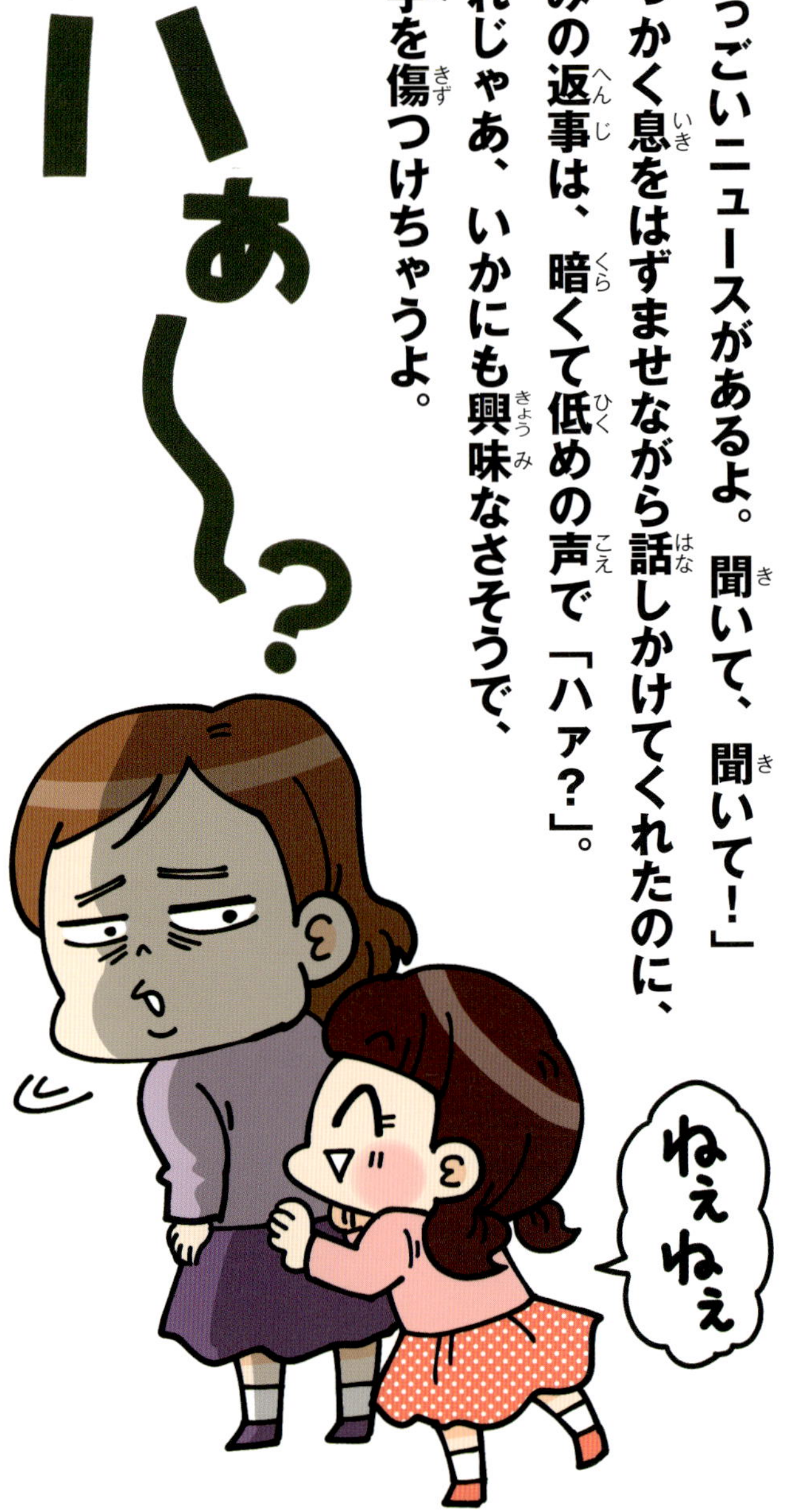

友《とも》だちと声《こえ》の大《おお》きさや調子《ちょうし》を合《あ》わせよう

会《かい》話《わ》をもりあげるコツは、相手《あいて》と声《こえ》の大《おお》きさや調子《ちょうし》を合《あ》わせることなんだ。

友《とも》だちがテンション高《たか》く「聞《き》いて、聞《き》いて！」と話《はな》しかけてきたら、きみも「なに、なに？ 知《し》りたーい！」とテンション高《たか》くこたえてあげよう。

すると、友《とも》だちは「自分《じぶん》の話《はなし》に興味《きょうみ》をもってくれた」とうれしくなって、きみと「もっと話《はな》したいな」って思《おも》うんだ。

はんたいに、友《とも》だちが落《お》ちこんで小《ちい》さな声《こえ》で話《はな》しているときは、きみも静《しず》かに返事《へんじ》をしてあげること。自分《じぶん》だけ明《あか》るく「どーしたのォ！」なんて大《おお》きな声《こえ》を出《だ》したら、「まじめに聞《き》いてくれない」と思《おも》われてしまうよ。

まずは、相手《あいて》の声《こえ》をちゃんと聞《き》くこと。そして、相手《あいて》のテンションに合《あ》わせること。いっしょにいてラクで話《はな》しやすい人《ひと》は、たいてい無意識《むいしき》にそれができているんだよ。

チームプレーは、息《いき》が合《あ》わないと負《ま》けちゃうよ。

運動会《うんどうかい》の綱引《つなひ》きでだいじなのは、「オーエス、オーエス！」のかけ声《ごえ》に合《あ》わせて、みんなの息《いき》を合《あ》わせること。息《いき》がぴったり合《あ》えば、チームの心《こころ》もひとつになって、すごいパワーが出《だ》せるんだ。

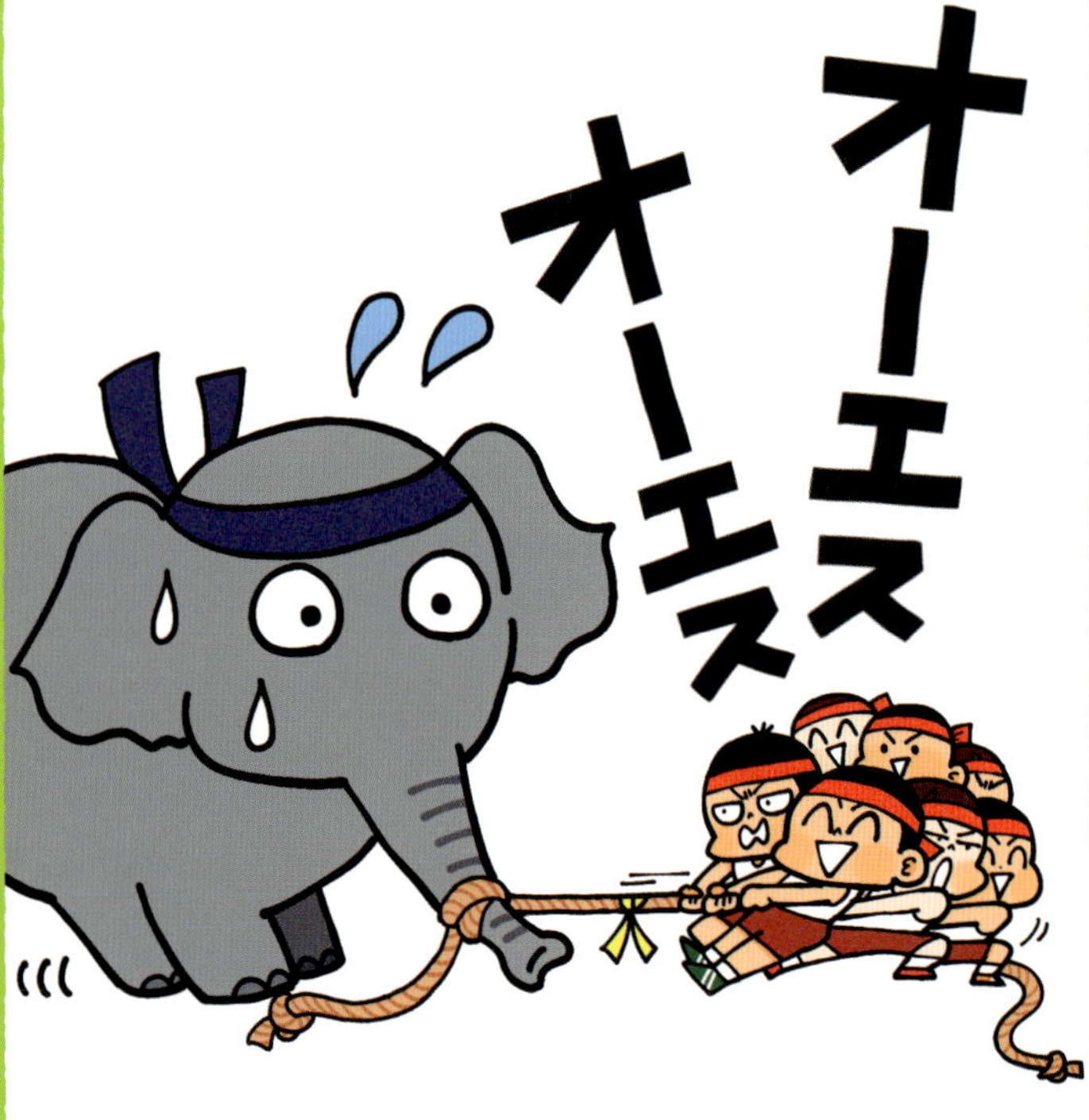

仲《なか》よしになる秘《ひ》けつは、相手《あいて》と呼吸《こきゅう》を合《あ》わせること

日《に》本語《ほんご》には「あうんの呼吸《こきゅう》」という言葉《ことば》がある。これは綱引《つなひ》きのように、だれかといっしょになにかやるとき、みんなの気《き》もちや動《うご》きがぴったりと合《あ》っていることをあらわす言葉《ことば》だよ。

たとえば、昔《むかし》ながらの餅《もち》つきを見《み》たことはあるかな？　杵《きね》を打《う》つ人《ひと》とお餅《もち》をひっくり返《かえ》す人《ひと》がコンビになって、ペッタン、ペッタンとリズミカルにお餅《もち》をついていくよね。「よく間違《まちが》えて手《て》を打《う》っちゃったりしないなぁ」と感心《かんしん》するけど、あれも「あうんの呼吸《こきゅう》」。呼吸《こきゅう》さえ合《あ》っていれば、言葉《ことば》はいらないし、ときには目《め》を合《あ》わさなくても気《き》もちが通《つう》じ合《あ》うこともあるんだね。

ふだんの友《とも》だちづきあいでも、呼吸《こきゅう》を合《あ》わせるといいんだよ。相手《あいて》が吸《す》ったら、自分《じぶん》も吸《す》う。相手《あいて》が吐《は》いたら、自分《じぶん》も吐《は》く。これをくりかえすうちに、おたがいの心《こころ》が通《つう》じ合《あ》って、仲《なか》よくなれちゃうんだ。初対面《しょたいめん》の人《ひと》とも呼吸《こきゅう》を合《あ》わせると、すぐに緊張《きんちょう》がほぐれるよ。

呼吸法《こきゅうほう》を身《み》につけると、感情《かんじょう》のコントロールもできるよ。

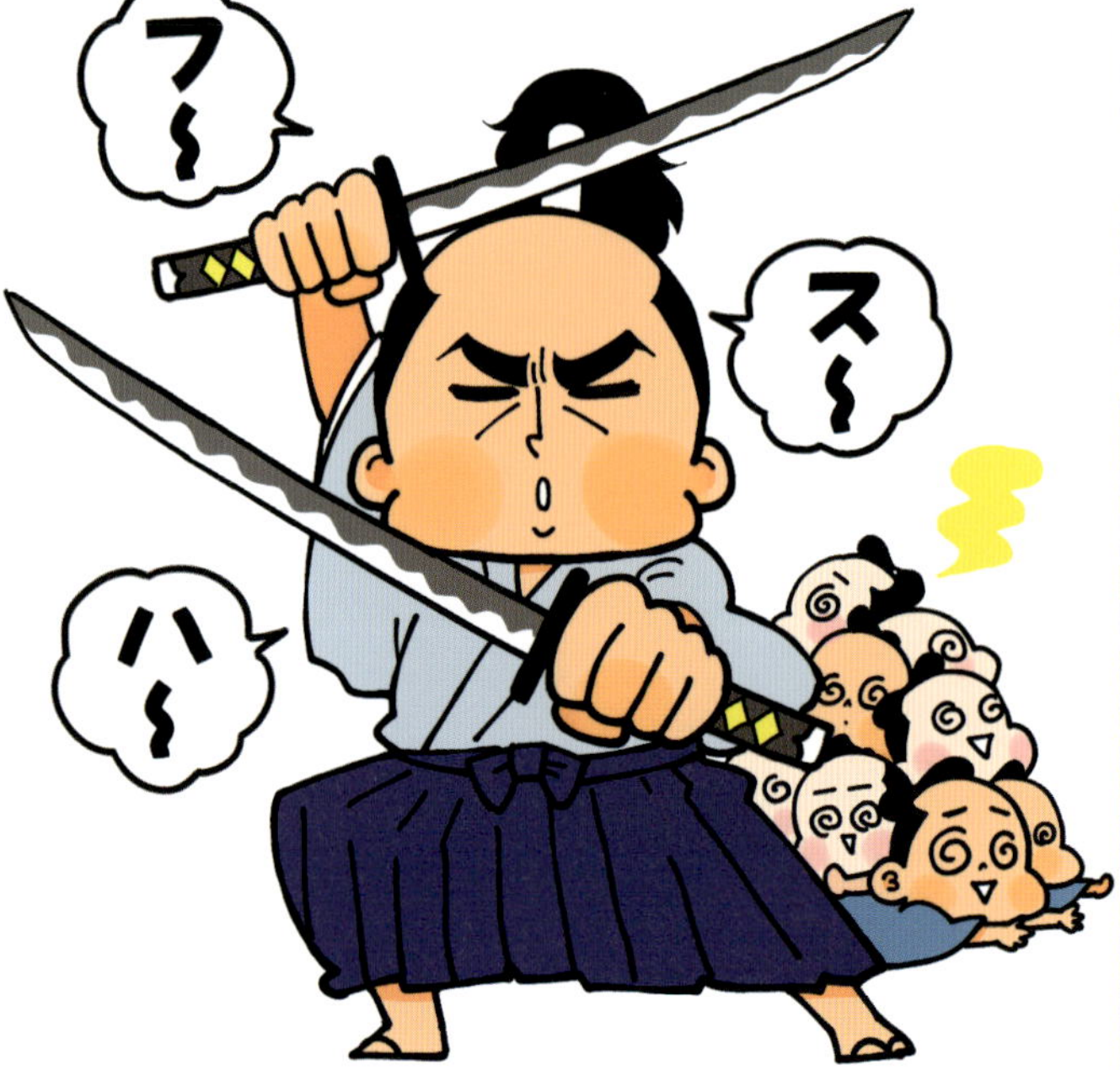

武士《ぶし》は、どんなにつらいときも、苦《くる》しいときも、決《けっ》して顔《かお》に出《だ》さなかった。呼吸法《こきゅうほう》をやることで、心《こころ》を乱《みだ》さない訓練《くんれん》をしていたからだよ。

長《なが》く吐《は》けば吐《は》くほど、心《こころ》がおだやかになる

武《ぶ》士《し》は呼《こ》吸《きゅう》法《ほう》をやることで、自分《じぶん》を「律《りっ》する」技《わざ》を身《み》につけたんだ。「律《りっ》する」というのは、その場《ば》の感情《かんじょう》に流《なが》されず、自《じ》分《ぶん》の行動《こうどう》を自分《じぶん》でコントロールすること。だから、どんなときもあわてず、さわがず、平常心《へいじょうしん》でいられたんだ。かっこいいよね。

きみはどうかな？　小《ちい》さなことですぐにイライラしたり、ムカッとして、親《おや》や友《とも》だちとケンカしてない？　思《おも》い通《どお》りにならないからって、ふきげんな顔《かお》をしてない？

ときには頭《あたま》にくることもある。だけど、そんなときこそ自分《じぶん》を律《りっ》することがたいせつだよ。武《ぶ》士《し》のまねをして呼《こ》吸《きゅう》法《ほう》をやってみよう。人《ひと》は、怒《おこ》ったりイライラしているときには、たいてい息《いき》を吸《す》ってばかりいるものなんだ。だから、ムカっとしたら、意《い》識《しき》してちゃんと息《いき》を吐《は》こう。大《おお》きな声《こえ》を出《だ》す前《まえ》に、す〜っと息《いき》を吸《す》って、「1、2、3……」と数《かぞ》えながらゆっくりと息《いき》を吐《は》くんだ。長《なが》く吐《は》けば吐《は》くほど、心《こころ》が落《お》ち着《つ》いて冷《れい》静《せい》になれるよ。

コラム

大縄《おおなわ》とびでも呼吸《こきゅう》がだいじ。

クラス全員《ぜんいん》でやる大縄《おおなわ》とび。

みんながつづけてどれだけとべるか、記録《きろく》に挑戦《ちょうせん》だ！

自分《じぶん》だけ縄《なわ》に引《ひ》っかかったら終《お》わりだから、一人《ひとり》ひとりが責任重大《せきにんじゅうだい》だね。とくに緊張《きんちょう》するのが、最初《さいしょ》に大縄《おおなわ》に入《はい》るときじゃないかな？　前《まえ》の人《ひと》との間《あいだ》をあけずに、テンポよく入《はい》っていかなくちゃ。

そんなときも、呼吸《こきゅう》がだいじだよ。

まず縄《なわ》が回《まわ》るリズムに、自分《じぶん》の呼吸《こきゅう》を合《あ》わせていこう。そして順番《じゅんばん》が回《まわ》ってきたら、水《みず》が流《なが》れるようにスーッと入《はい》る。息《いき》を止《と》めると、からだがかたくなってミスしがちだよ。

ぶじ縄《なわ》に入《はい》れたからって、気《き》を抜《ぬ》かないで。ここからは、「いーち、にー、さーん、しー……」のみんなのかけ声《ごえ》に呼吸《こきゅう》を合《あ》わせよう。縄《なわ》の動《うご》きと、自分《じぶん》の動《うご》きと、それに呼吸《こきゅう》。この３つがぴったり合《あ》うと、うまくとべるんだ。

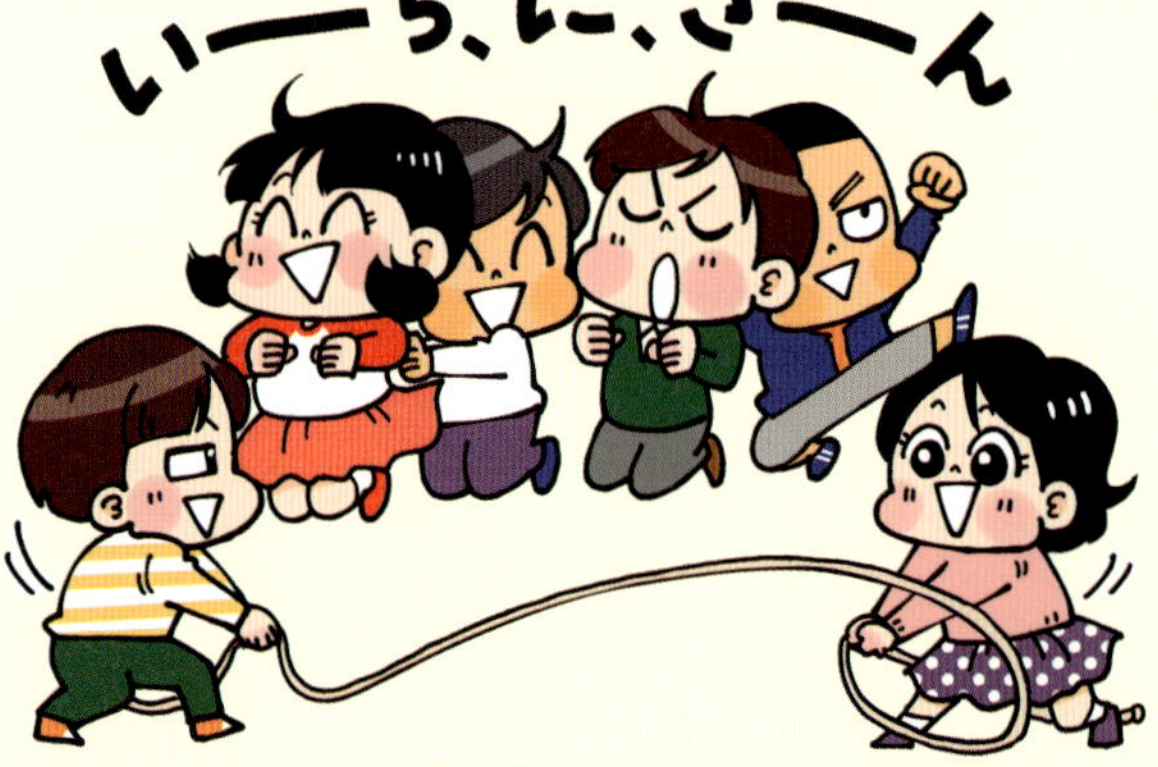

第《だい》4章《しょう》

頭《あたま》の回転《かいてん》がよくなって成績《せいせき》ものびる!

上手《じょうず》な呼吸法《こきゅうほう》ができると、
脳《のう》に酸素《さんそ》がいきわたって、
頭《あたま》がリフレッシュするよ。
勉強《べんきょう》もはかどるし、記憶力《きおくりょく》がアップするんだ。
声《こえ》を出《だ》す音読《おんどく》は、呼吸法《こきゅうほう》のトレーニングにもなる。
ぜひ、ドリルに挑戦《ちょうせん》してね!

\ 軽《かる》くジャンプする /

テストの前《まえ》にジャンプを5回《かい》すると、脳《のう》が元気《げんき》になるよ。

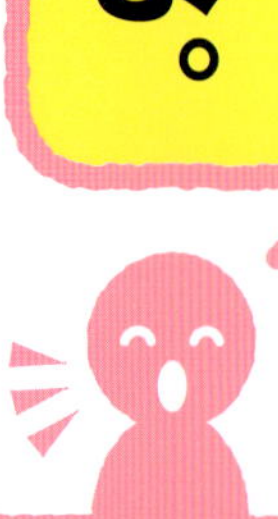

ぴょんぴょんジャンプしながら
息《いき》をハッハッハッハッハッ……と
吐《は》きつくす。
新《あたら》しい空気《くうき》がいっぱい入《はい》ってきて
脳《のう》が新品《しんぴん》になった気分《きぶん》！

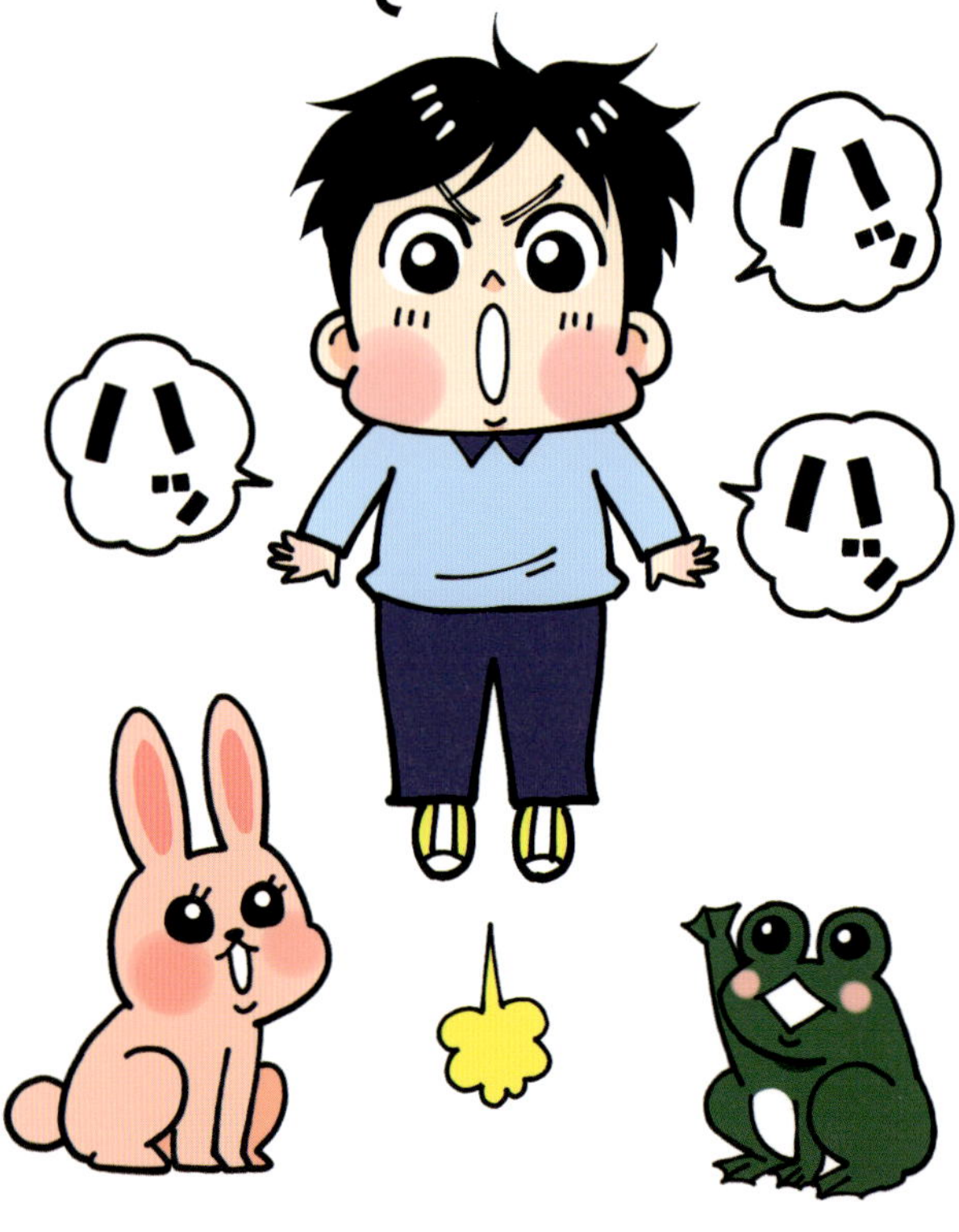

いらなくなった脳《のう》のゴミを吐《は》き出《だ》そう

脳《のう》が元気《げんき》になるジャンプを教《おし》えるよ。ジャンプといっても、高《たか》くとばなくていいんだ。足《あし》の裏《うら》を床《ゆか》につけたまま、ひざのバネを使《つか》ってからだをリズミカルに上下《じょうげ》させよう。水泳《すいえい》で耳《みみ》に水《みず》が入《はい》ったとき、首《くび》をかしげてトントンとはねて水《みず》を抜《ぬ》くよね。あんな感《かん》じのとび方《かた》だよ。からだの力《ちから》を抜《ぬ》くのがポイントだ。

そして、ジャンプのリズムに合《あ》わせて息《いき》をハッハッハッハッ……と、どんどん吐《は》いていこう。からだや脳《のう》にたまったゴミや汚《よご》れを、呼吸《こきゅう》といっしょにぜんぶ吐《は》き出すイメージだよ。

吐《は》く息《いき》がなくなったら、軽《かる》く息《いき》つぎしてまたハッハッハッハッ……。これを5回《かい》。からだ全体《ぜんたい》がほぐれて、終《お》わったあとはスッキリ。「ほんとにからだの内側《うちがわ》のゴミがなくなったのかな？」って思《おも》うくらい、頭《あたま》もからだも軽《かる》くなるんだ。

ぼくが大学《だいがく》で教《おし》えるとき、学生《がくせい》にやってもらうと、眠《ねむ》そうだった人《ひと》もシャキッとする。きみもテストや勉強《べんきょう》の前《まえ》にぜひやってみて。

呼《こ》吸《きゅう》法《ほう》を練《れん》習《しゅう》すると、記《き》憶《おく》力《りょく》がよくなるんだ。

脳《のう》のなかには、
ワーキングメモリという
記《き》憶《おく》のお盆《ぼん》のようなものがあるよ。
呼《こ》吸《きゅう》法《ほう》をやると、
このお盆《ぼん》が広《ひろ》がって、
記《き》憶《おく》をたくさん
のせておけるようになるんだ。

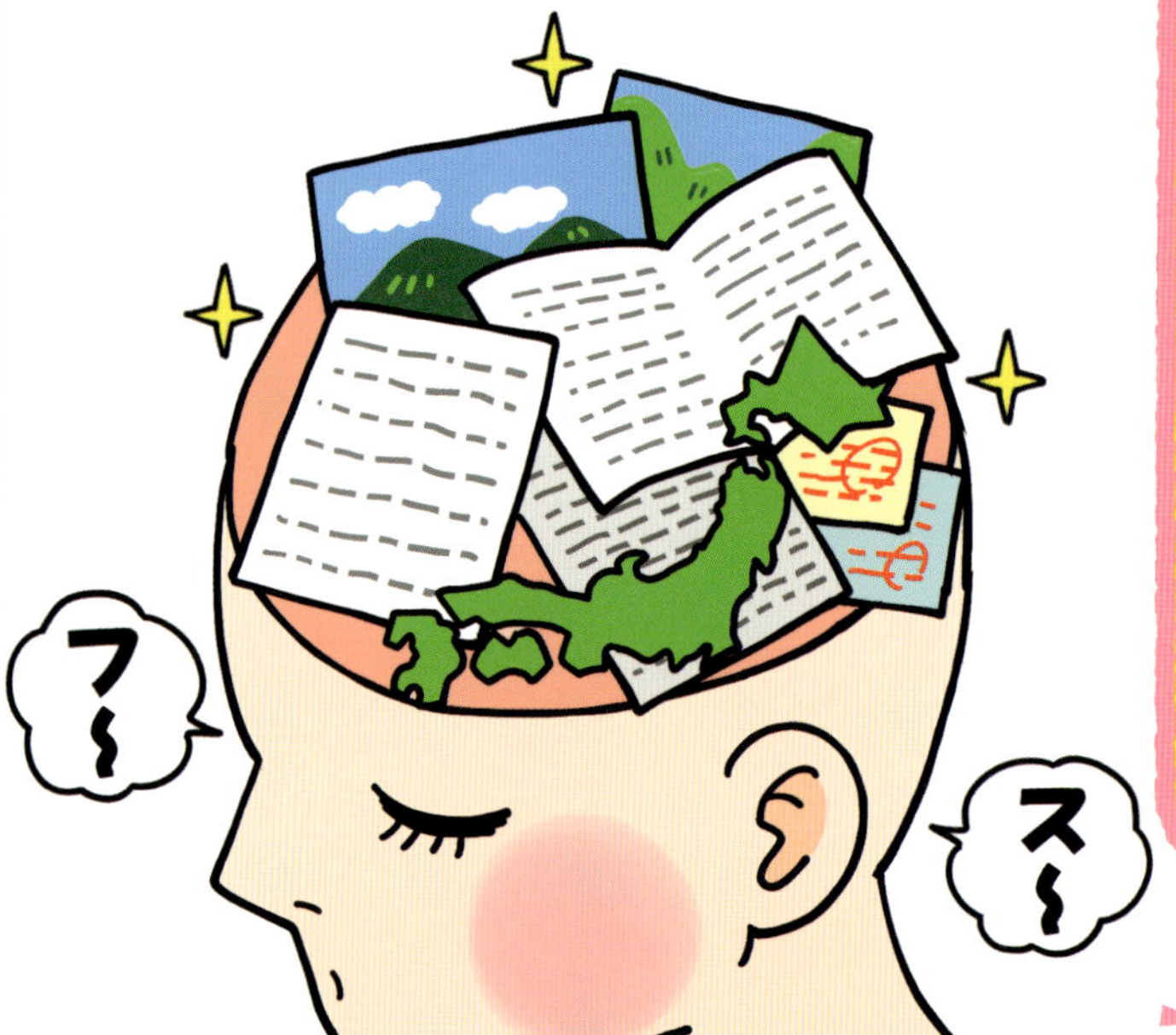

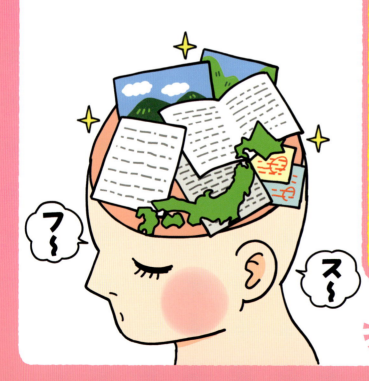

暗記《あんき》モノはまず呼吸法《こきゅうほう》をやってからチャレンジ

脳《のう》はからだのほかの部分《ぶぶん》より10倍《ばい》くらい酸素《さんそ》が必要《ひつよう》なんだ。だから浅《あさ》い呼吸《こきゅう》をしていると、脳《のう》の酸素《さんそ》が足《た》りなくなってうまくはたらかないんだ。

酸素《さんそ》が足《た》りないと、脳《のう》のなかの記憶《きおく》のお盆《ぼん》も小《ちい》さくなって、いくら覚《おぼ》えておきたいことを上《うえ》にのせても、容量《ようりょう》オーバーでこぼれちゃう。大人《おとな》が年《とし》をとると、「最近《さいきん》、もの覚《おぼ》えが悪《わる》くって」なんてよくグチをいうよね。あれも、記憶《きおく》のお盆《ぼん》が小《ちい》さくなったからなんだよ。

でも、呼吸法《こきゅうほう》をやれば、お盆《ぼん》はいくらでも広《ひろ》げることができる。脳《のう》に酸素《さんそ》がたっぷりといて、活発にはたらくようになるんだ。

「よし、県庁所在地《けんちょうしょざいち》をぜんぶ覚《おぼ》えるぞ！」とか「学芸会《がくげいかい》のセリフを覚《おぼ》えるぞ！」なんていうときには、最初《さいしょ》に呼吸法《こきゅうほう》をやっておこう。

呼吸法《こきゅうほう》をやったあとだと、自分《じぶん》でもおどろくくらい記憶力《きおくりょく》がガーンと上《あ》がるよ。

音読《おんどく》の効果《こうか》はすごいよ。毎日《まいにち》ぜったいやるべき！

音読《おんどく》の宿題《しゅくだい》、「めんどくさーい」って思《おも》っている人《ひと》がいたら、もったいないよ。
声《こえ》に出《だ》して読《よ》むと、脳《のう》が活性化《かっせいか》して頭《あたま》がどんどんよくなるんだ。

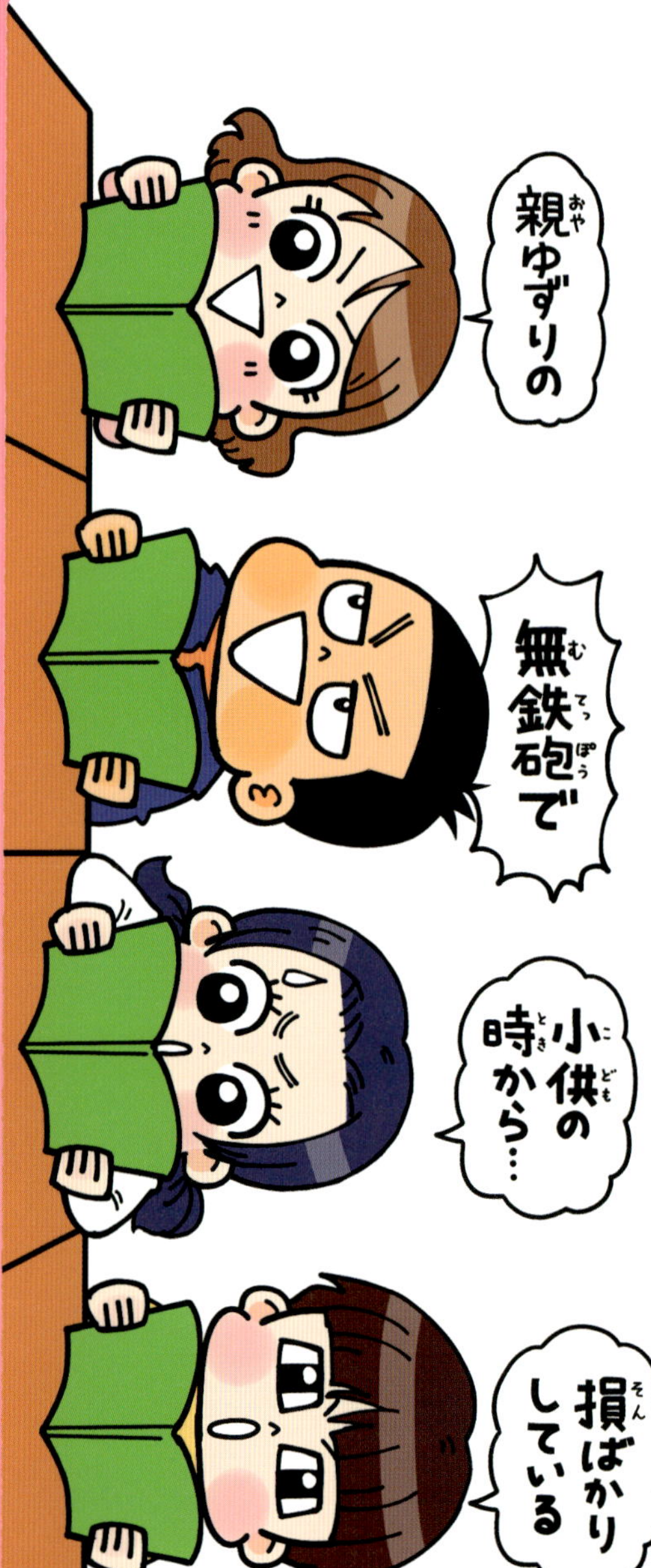
親《おや》ゆずりの
無鉄砲《むてっぽう》で
小供《こども》の時《とき》から…
損《そん》ばかりしている

声《こえ》に出《だ》して読《よ》むだけで、考《かんが》える力《ちから》がつく

音《おん》読《どく》は、みんな知《し》ってるね？　声《こえ》に出《だ》して文章《ぶんしょう》を読《よ》むことだね。声《こえ》に出《だ》すと、だれでもおなかから呼吸《こきゅう》をする。だから、音《おん》読《どく》をやるとしぜんに呼吸《こきゅう》の力《ちから》が強《つよ》くなるんだ。それに音《おん》読《どく》にはもっとすごい効果《こうか》があるよ。だれでも頭《あたま》がよくなっちゃうんだ。

その理由《りゆう》はこう。まず、音《おん》読《どく》をするとき、ぼくたちは次《つぎ》の３つの作業《さぎょう》を同時《どうじ》にやらなきゃならないんだ。

- 文字《もじ》を目《め》で読《よ》む
- 声《こえ》に出《だ》す
- 自分《じぶん》が出《だ》した声《こえ》を、自分《じぶん》の耳《みみ》で聞《き》く

すると、脳《のう》のいろいろな場所《ばしょ》がいきおいよくはたらきはじめるんだ。こうして知《し》らない間《あいだ》に、頭《あたま》がよくなっちゃうというわけ。

ただ国語《こくご》が得意《とくい》になるだけじゃない。どんな勉強《べんきょう》にも必要《ひつよう》な「考《かんが》える力《ちから》」や「判断力《はんだんりょく》」も身《み》につくんだよ。音《おん》読《どく》、おそるべし！　だね。短《みじか》い時間《じかん》でもいい。とにかく毎日《まいにち》やってみよう。

きみの脳《のう》も速音読《そくおんどく》でトレーニングできるよ。

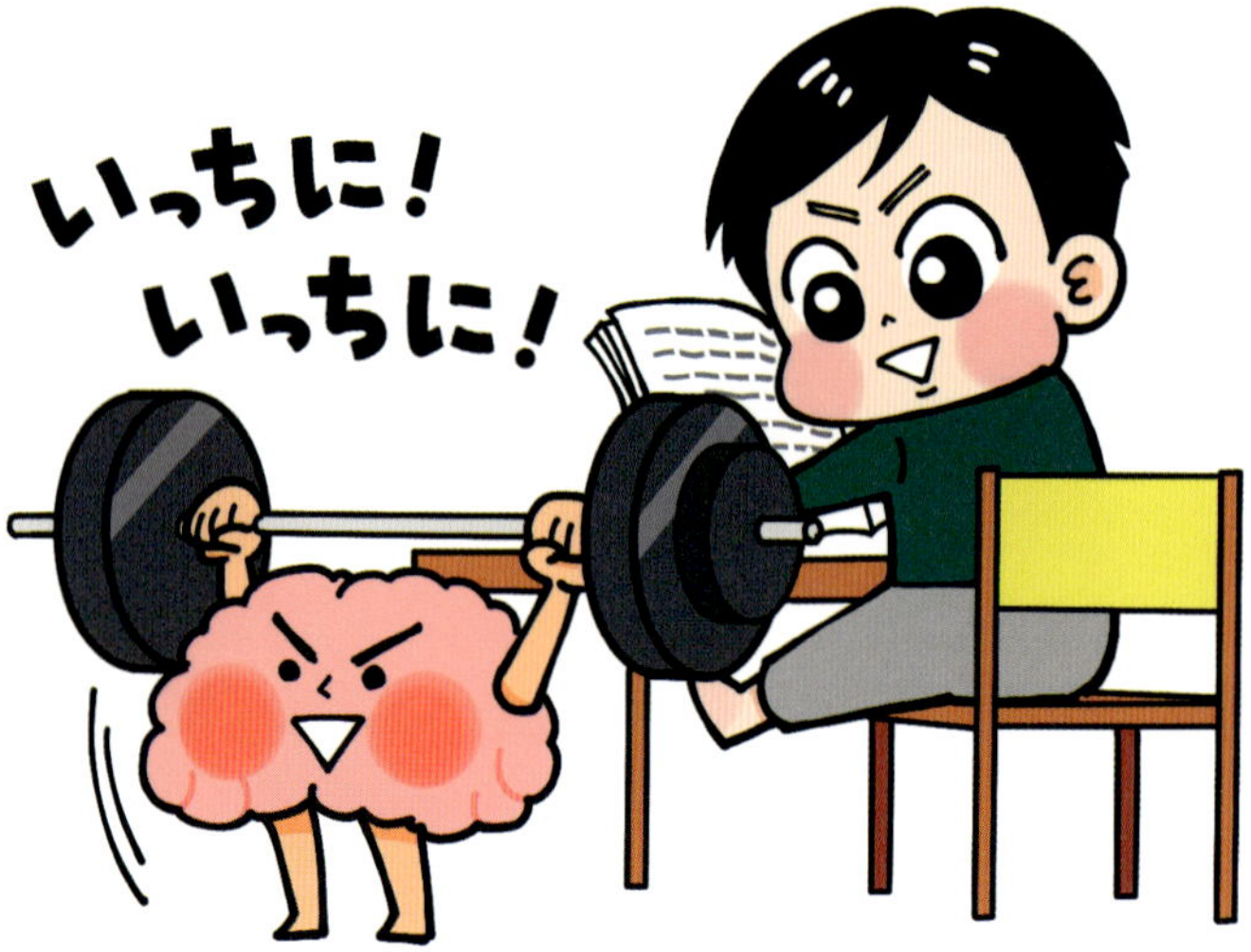

スポーツ選手《せんしゅ》がからだの筋肉《きんにく》を鍛《きた》えるのと同《おな》じ。速音読《そくおんどく》は、「脳《のう》の筋《きん》トレ」なんだ。やればやるほど、強《つよ》くなるよ。

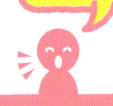

速《はや》く読《よ》むと、頭《あたま》の回《かい》転《てん》も速《はや》くなる

文《ぶん》章《しょう》を速《はや》く読《よ》もうとすると、「次《つぎ》はどうなるんだろう？」と脳《のう》が必《ひっ》死《し》に内《ない》容《よう》をつかもうとしてフル回《かい》転《てん》するよ。だから、頭《あたま》の回《かい》転《てん》も速《はや》くなる。文《ぶん》章《しょう》を読《よ》むのもうまくなって、日《にち》常《じょう》生《せい》活《かつ》でもハキハキしゃべれるようになるんだ。

１００人《にん》以《い》上《じょう》の小《しょう》学《がく》生《せい》に集《あつ》まってもらって、「速《そく》音《おん》読《どく》マラソン」にチャレンジしたことがある。マラソンといっても、本《ほん》当《とう》に走《はし》るわけじゃないよ。夏《なつ》目《め》漱《そう》石《せき》の小《しょう》説《せつ》『坊《ぼ》っちゃん』を、最《さい》初《しょ》から最《さい》後《ご》までぶっつづけで、みんなで読《よ》み上《あ》げるというチャレンジなんだ。

はじめる前《まえ》は、みんな「たいへんそう……」って、ざわざわして落《お》ち着《つ》かなかった。だけど、いざはじめてみたら、みんな夢《む》中《ちゅう》になってがんばったんだ。なんと、6時《じ》間《かん》。終《お》わったときはものすごくいい気《き》分《ぶん》で、みんなの顔《かお》もかがやいていたよ。

次《つぎ》のページに、ぼくたちがやったのと同《おな》じ『坊《ぼ》っちゃん』の最《さい》初《しょ》の部《ぶ》分《ぶん》をのせたから、きみも速《そく》音《おん》読《どく》にチャレンジしてみよう。

夏目漱石《なつめそうせき》の『坊《ぼ》っちゃん』を読《よ》んでみよう。

ゲーム感覚《かんかく》で速音読《そくおんどく》にチャレンジしてみよう。できればストップウォッチでタイムをはかってみるといい。最初《さいしょ》はつっかえても、何回《なんかい》かやるうちに、だんだん読《よ》むスピードが速《はや》くなるよ。

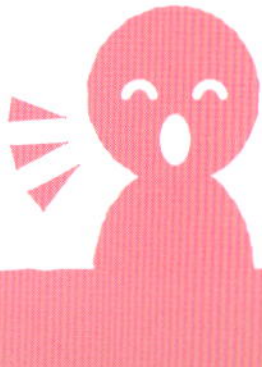

親譲《おやゆず》りの無鉄砲《むてっぽう》で小供《こども》の時《とき》から損《そん》ばかりしている。小学校《しょうがっこう》にいる時分学校《じぶんがっこう》の二階《にかい》から飛《と》び降《お》りて一週間《いっしゅうかん》ほど腰《こし》を抜《ぬ》かした事《こと》がある。なぜそんな無闇《むやみ》をしたと聞《き》く人《ひと》があるかも知《し》れぬ。別段深《べつだんふか》い理由《りゆう》でもない。新築《しんちく》の二階《にかい》から首《くび》を出《だ》していたら、同《どう》

級生《きゅうせい》の一人《ひとり》が冗談《じょうだん》に、いくら威張《いば》っても、そこから飛《と》び降《お》りる事《こと》は出来《でき》まい。弱虫《よわむし》やーい。と囃《はや》したからである。小使《こづかい》に負《お》ぶさって帰《かえ》って来《き》た時《とき》、おやじが大《おお》きな眼《め》をして二階位《にかいぐらい》から飛《と》び降《お》りて腰《こし》を抜《ぬ》かす奴《やつ》があるかといったから、この次《つぎ》は抜《ぬ》かさずに飛《と》んで見《み》せますと答《こた》えた。

親類《しんるい》のものから西洋製《せいようせい》のナイフを貰《もら》って奇麗《きれい》な刃《は》を日《ひ》に翳《かざ》して、友達《ともだち》に見《み》せていたら、一人《ひとり》が光《ひか》る事《こと》は光《ひか》るが切《き》れそうもないといった。切《き》れぬ事《こと》があるか、何《なん》でも切《き》ってみせると受《う》け合《あ》った。そんなら君《きみ》の指《ゆび》を切《き》ってみろと注文《ちゅうもん》したから、何《なん》だ指《ゆび》位《ぐらい》この通《とお》りだと右《みぎ》の手《て》の親指《おやゆび》の甲《こう》をはすに切《き》り込《こ》んだ。

「外郎売《ういろううり》」が読《よ》めると、早口言葉《はやくちことば》の達人《たつじん》になれるよ。

「外郎売《ういろううり》」は、歌舞伎《かぶき》に出《で》てくるお話《はなし》。江戸時代《えどじだい》の薬売《くすりう》りが、「外郎《ういろう》」という薬《くすり》を売《う》るために早口《はやくち》でしゃべった宣伝文句《せんでんもんく》だよ。内容《ないよう》はちょっとむずかしいかもしれないけれど、リズムがよくておもしろいよ。

拙者親方《せっしゃおやかた》と申《もう》すは、お立会《たちあい》の中《うち》に、御存《ごぞん》じのお方《かた》もございましょうが、お江戸《えど》を発《た》って二十里上方《にじゅうりかみがた》、相州小田原一色町《そうしゅうおだわらいっしきまち》をお過《す》ぎなされて、青物町《あおものちょう》を登《のぼ》りへお出《いで》なさるれば、欄干橋虎屋藤右衛門《らんかんばしとらやとうえもん》、只今《ただいま》は剃髪《ていはつ》いたして、円斎《えんさい》と名《な》のりまする。

元朝《がんちょう》より、大晦日《おおつごもり》まで、お手《て》に入《い》れまする此《こ》の薬《くすり》は、昔《むかし》、陳《ちん》の国《くに》の唐人《とうじん》、外郎《ういろう》という人、わが朝《ちょう》へ来《き》たり、帝《みかど》へ参内《さんだい》の折《お》りから、この薬《くすり》を深《ふか》く籠《こ》め置《お》き、用《もち》ゆる時《とき》は一粒《いちりゅう》ずつ、冠《かんむり》のすき間《ま》より取《と》り出《い》だす。依《よ》ってその名《な》を帝《みかど》より、「透頂香《とうちんこう》」と賜《たま》わる。即《すなわ》ち文字《もんじ》には「頂《いただ》き、透《す》く、香《にお》い」と書《か》いて「とうちんこう」と申《もう》す。

只今《ただいま》はこの薬《くすり》、殊《こと》の外世上《ほかせじょう》に弘《ひろ》まり、ほうぼうに偽看板《にせかんばん》を出《い》だし、イヤ、小田原《おだわら》の、灰俵《はいだわら》の、さん俵《だわら》の、炭俵《すみだわら》のと、色々《いろいろ》に申《もう》せども、平仮名《ひらがな》をもって「うゐらう《いろう》」と記《しる》せしは、親方円斎《おやかたえんさい》ばかり。

語尾《ごび》を長《なが》〜くのばして読《よ》んでみよう。

『百人一首《ひゃくにんいっしゅ》』をゆったり、のびやかに読《よ》んでみよう。おなかの底《そこ》から声《こえ》を出《だ》すと、気分《きぶん》がよくて楽《たの》しいよ。

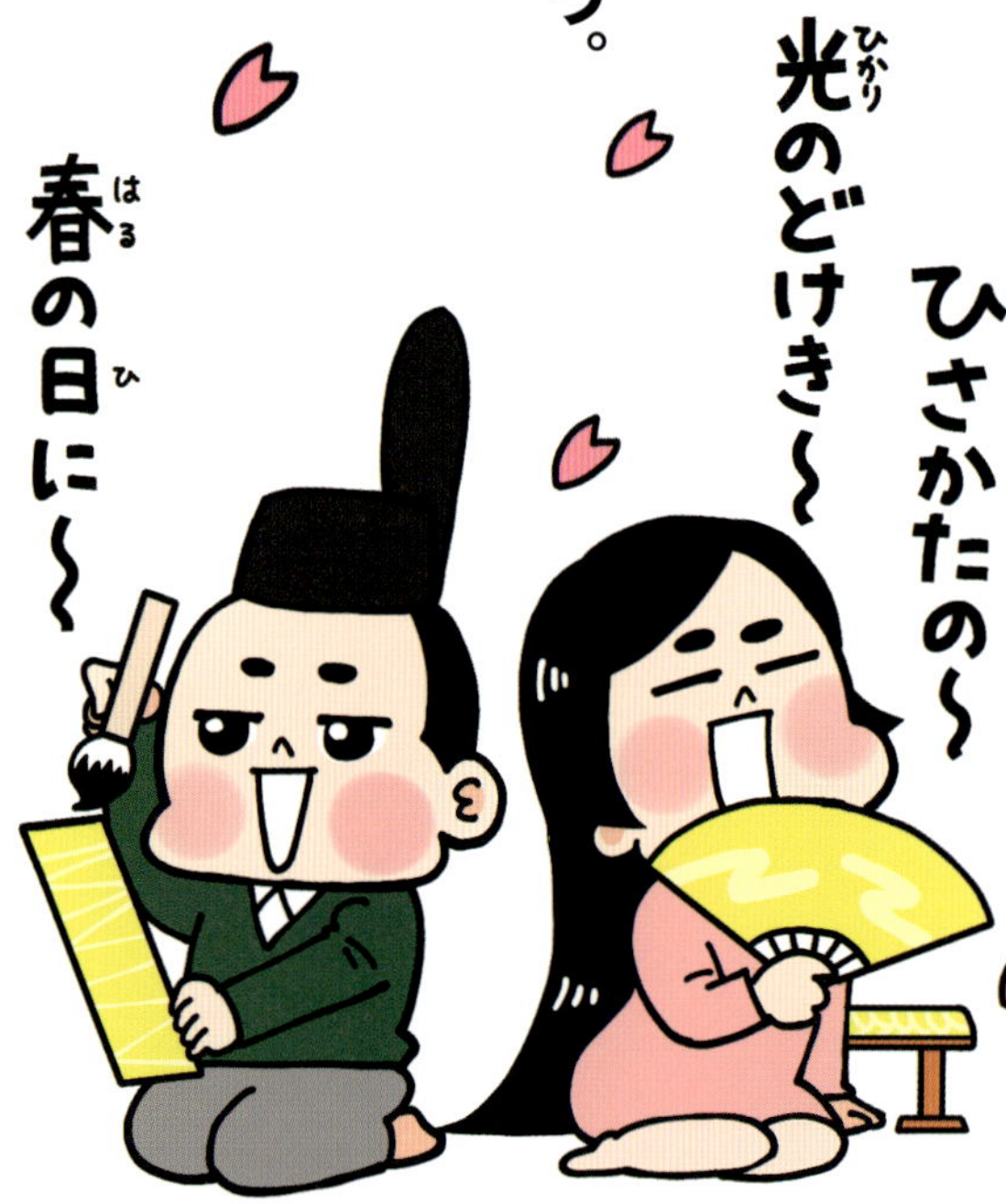

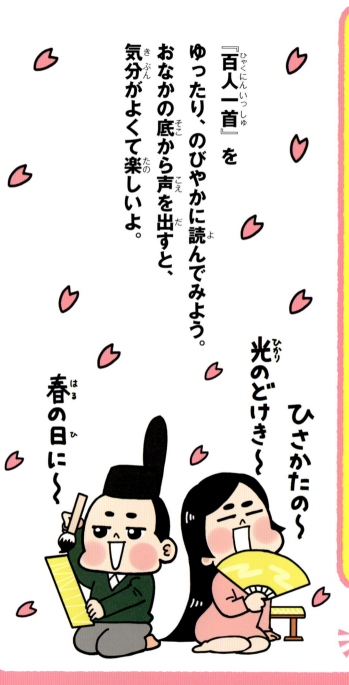

読《よ》んでいるうちに ラクに覚《おぼ》えられる

『百《ひゃく》人《にん》一《いっ》首《しゅ》』は、「5《ご》・7《しち》・5《ご》」の上《かみ》の句《く》と「7《しち》・7《しち》」の下《しも》の句《く》、全《ぜん》部《ぶ》で31文《も》字《じ》で詠《よ》まれた短《みじか》い詩《うた》。近《ちか》ごろは「百《ひゃく》人《にん》一《いっ》首《しゅ》大《たい》会《かい》」をする学《がっ》校《こう》も増《ふ》えたから、「もう全《ぜん》部《ぶ》暗《あん》記《き》できてるよ」という人《ひと》もいるかもしれないね。

ここでは、その「百《ひゃく》人《にん》一《いっ》首《しゅ》」を呼《こ》吸《きゅう》の練《れん》習《しゅう》のつもりで読《よ》んでみよう。コツは、5《ご》・7《しち》・5《ご》・7《しち》・7《しち》のそれぞれの句《く》の語《ご》尾《び》を長《なが》～くのばすこと。たとえば、「ひさかたの光《ひかり》のどけき春《はる》の日《ひ》に　しず心《こころ》なく花《はな》の散《ち》るらむ」だったら、こんな感《かん》じ。

【上《かみ》の句《く》】5　ひさかたのォ～～～～（長《なが》～くのばす）
7　光《ひかり》のどけき～～（ちょっとのばす）
5　春《はる》の日《ひ》にィ～～～～（長《なが》～くのばす）
【下《しも》の句《く》】7　しず心《こころ》なく～～（ちょっとのばす）
7　花《はな》の散《ち》るらむゥ～～～～（長《なが》～くのばす）

語《ご》尾《び》をのばすと呼《こ》吸《きゅう》力《りょく》が上《あ》がって、脳《のう》のはたらきがよくなるよ。

何《なん》度《ど》も読《よ》んで覚《おぼ》えよう。

今度《こんど》は『百人一首《ひゃくにんいっしゅ》』のなかのいろいろな歌《うた》で練習《れんしゅう》しよう。ここに紹介《しょうかい》するのは8首《しゅ》だけど、余裕《よゆう》があったら100首《しゅ》全部《ぜんぶ》にチャレンジしてみてね。

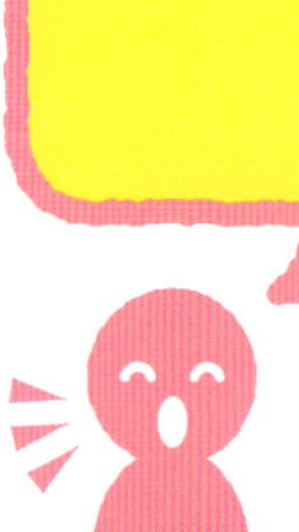

・春《はる》過《す》ぎて～　夏来《なつき》にけらし～　白妙《しろたえ》の～
　衣干《ころもほ》すてふ《ちょう》～　天《あま》の香具山《かぐやま》～
　（持統天皇《じとうてんのう》）

・あしびきの～　山鳥《やまどり》の尾《お》の～　しだり尾《お》の～
　ながながし夜《よ》を～　ひとりかも寝《ね》む～
　（柿本人麻呂《かきのもとのひとまろ》）

・田子《たご》の浦《うら》に～　うち出《い》でて見《み》れば～　白妙《しろたえ》の～
　富士《ふじ》の高嶺《たかね》に～　雪《ゆき》は降《ふ》りつつ～
　（山部赤人《やまべのあかひと》）

・天《あま》の原《はら》〜　ふりさけ見《み》れば〜　春日《かすが》なる〜
三笠《みかさ》の山《やま》に〜　出《い》でし月《つき》かも〜　（阿倍仲麻呂《あべのなかまろ》）

・ちはやぶる〜　神代《かみよ》も聞《き》かず〜　竜田川《たつたがわ》〜
からくれなゐ《い》に〜　水《みず》くるとは〜　（在原業平朝臣《ありわらのなりひらあそん》）

・忍《しの》ぶれど〜　色《いろ》に出《い》でにけり〜　わが恋《こい》は〜
ものや思《おも》ふ《う》と〜　人《ひと》の問《と》ふ《う》まで〜　（平兼盛《たいらのかねもり》）

・大江山《おほえやま》〜　いく野《の》の道《みち》の〜　遠《とお》ければ〜
まだふみも見《み》ず〜　天《あま》の橋立《はしだて》〜　（小式部内侍《こしきぶのないし》）

・いにしへ《え》の〜　奈良《なら》の都《みやこ》の〜　八重桜《やえざくら》〜
けふ《きょう》九重《ここのへ》に〜　匂《にほ》ひ《い》ぬるかな〜　（伊勢大輔《いせのたいふ》）

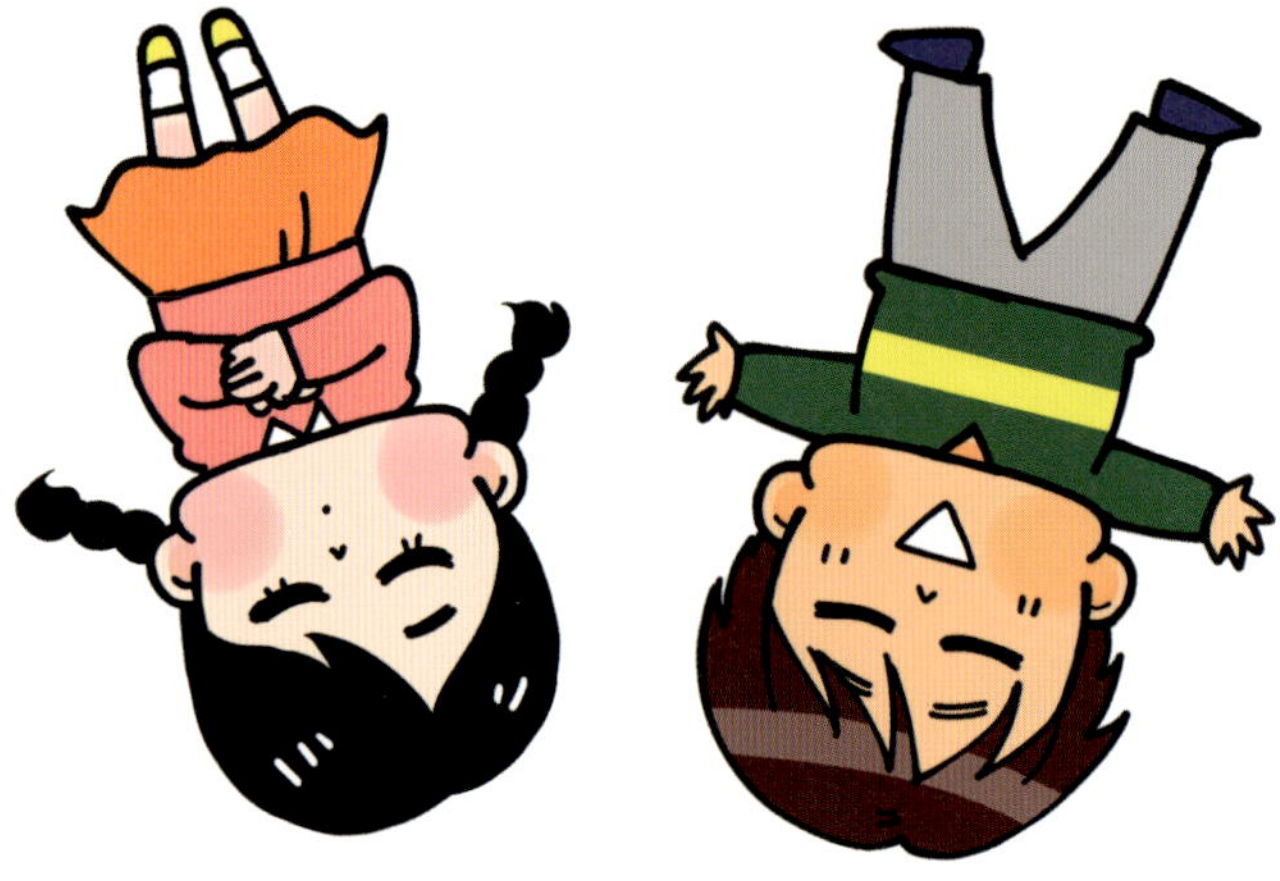

疲《つか》れたときは、脳《のう》を休《やす》ませるのもだいじだよ。

「やらなきゃ、やらなきゃ」って、何時間《なんじかん》も机《つくえ》の前《まえ》にすわっていても、なかなか集中《しゅうちゅう》できないときがあるよね。

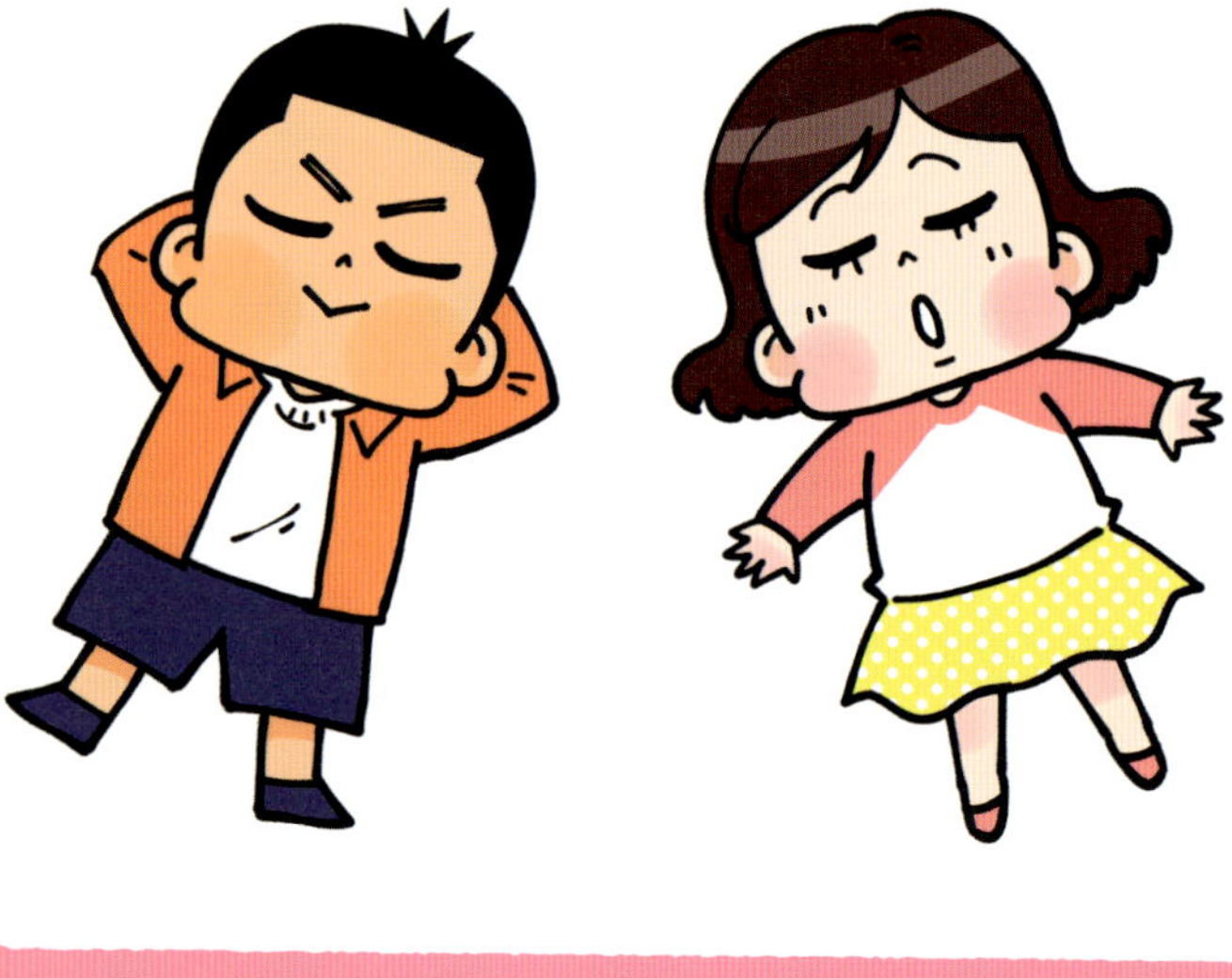

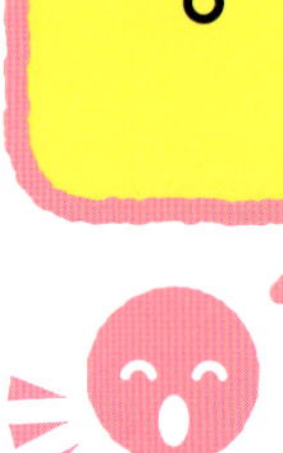

「死体《したい》のポーズ」でリラックス

「ヨーガ」という古代《こだい》インドから伝《つた》わる体操《たいそう》には、「死体《したい》のポーズ」といわれるものがあるよ。死体《したい》というとギョッとするかもしれないけれど、こわいポーズじゃないから安心《あんしん》して。

まず床《ゆか》の上《うえ》に大《だい》の字《じ》になって横《よこ》たわったら、目《め》をつぶって全身《ぜんしん》の力《ちから》を抜《ぬ》こう。あとはただスーフー、スーフーという自分《じぶん》の呼吸《こきゅう》を感《かん》じるだけでいい。

死体《したい》のポーズをやると、眠《ねむ》っているわけじゃないのに、眠《ねむ》ったのと同じくらいのリラックス効果《こうか》があるんだよ。だから、5分《ふん》か10分《ぷん》横《よこ》になっているだけで脳《のう》の疲《つか》れがとれるんだ。

集中力《しゅうちゅうりょく》が落《お》ちてきたら、むりに勉強《べんきょう》をつづけても効果《こうか》は上《あ》がらない。疲《つか》れたら、ちょっと休《やす》むこともだいじだよ。

「死体《したい》のポーズ」で床《ゆか》に横《よこ》になって、脳《のう》がリフレッシュしたら勉強《べんきょう》にもどろう。そのほうがはかどるよ。

おわりに

最後《さいご》まで読《よ》んでくれてありがとう！　呼吸法《こきゅうほう》、どうだった？

運動《うんどう》も勉強《べんきょう》も、人《ひと》づきあいだって得意《とくい》になる。「なんだかよさそう」と思《おも》ったら、まず考《かんが》えるよりやってみよう。呼吸法《こきゅうほう》は算数《さんすう》の九九《くく》を覚《おぼ》えるのと同《おな》じ。なんどもやるうちに、からだで覚《おぼ》えてしまうんだ。

一度《いちど》覚《おぼ》えてしまえば、呼吸《こきゅう》はいつでもきみといっしょにいてくれる。

そして、疲《つか》れたときや困《こま》ったときは、かならず力《ちから》になってくれる。

呼吸《こきゅう》は、一生《いっしょう》の親友《しんゆう》みたいなものなんだ。

呼吸《こきゅう》を味方《みかた》につけて、勉強《べんきょう》や毎日《まいにち》の生活《せいかつ》、がんばろうね。

[著者紹介]

齋藤 孝（さいとう・たかし）

1960年、静岡県生まれ。明治大学文学部教授。東京大学法学部卒業。同大学院教育学研究科博士課程等を経て、現職。専門は教育学、身体論、コミュニケーション論。『身体感覚を取り戻す』（NHK出版）で新潮学芸賞受賞。『声に出して読みたい日本語』（草思社）がシリーズ260万部のベストセラーになり日本語ブームをつくる。
『頭のよさはノートで決まる』『すぐ使える！ 四字熟語』『「やり抜く力」が磨かれる！西郷どんの言葉』『こどものための道徳 学び方編』『こどものための道徳 生き方編』（以上、ビジネス社）、『こども 日本の歴史』（祥伝社）、『超訳こども「アドラーの言葉」』『超訳こども「アインシュタインの言葉」』『呼吸入門』（以上、KADOKAWA）、『こども孫子の兵法』『こども君主論』『こどもブッダのことば』（以上、日本図書センター）、『息の人間学』（世織書房）など著書多数。NHK Eテレ「にほんごであそぼ」総合指導、TBSテレビ「情報7days ニュースキャスター」など、TVコメンテーターとしても活躍中。

編集協力：金原 みはる
イラスト：加藤 のりこ

親子でできる！ 頭がよくなる！ こども呼吸法

2018年12月1日　　第1刷発行

著　者　齋藤 孝
発行者　唐津 隆
発行所　株式会社ビジネス社
〒162-0805　東京都新宿区矢来町114番地 神楽坂高橋ビル5F
電話　03(5227)1602　FAX　03(5227)1603
http://www.business-sha.co.jp

〈カバー・本文デザイン〉ムシカゴグラフィクス
〈本文組版〉茂呂田剛（エムアンドケイ）
〈印刷・製本〉シナノ パブリッシング プレス
〈編集担当〉山浦秀紀　〈営業担当〉山口健志

ISBN978-4-8284-2064-6